大数据环境下

# 全民健康信息化发展策略与实践

主　编　胡红濮

副主编　雷行云　秦盼盼　郭珉江

人民卫生出版社

·北京·

**图书在版编目（CIP）数据**

大数据环境下全民健康信息化发展策略与实践 / 胡红濮主编 . -- 北京 ：人民卫生出版社，2024. 9.
ISBN 978-7-117-36803-2

Ⅰ. R197.1

中国国家版本馆 CIP 数据核字第 2024KS2576 号

| 人卫智网 | www.ipmph.com | 医学教育、学术、考试、健康，购书智慧智能综合服务平台 |
| --- | --- | --- |
| 人卫官网 | www.pmph.com | 人卫官方资讯发布平台 |

**大数据环境下全民健康信息化发展策略与实践**

Dashuju Huanjing xia Quanmin Jiankang Xinxihua
Fazhan Celüe yu Shijian

**主　　编**：胡红濮
**出版发行**：人民卫生出版社（中继线 010-59780011）
**地　　址**：北京市朝阳区潘家园南里 19 号
**邮　　编**：100021
**E - mail**：pmph @ pmph.com
**购书热线**：010-59787592　010-59787584　010-65264830
**印　　刷**：鸿博睿特（天津）印刷科技有限公司
**经　　销**：新华书店
**开　　本**：710 × 1000　1/16　印张：11
**字　　数**：203 千字
**版　　次**：2024 年 9 月第 1 版
**印　　次**：2024 年 12 月第 1 次印刷
**标准书号**：ISBN 978-7-117-36803-2
**定　　价**：55.00 元

打击盗版举报电话：**010-59787491**　E-mail：**WQ @ pmph.com**
质量问题联系电话：**010-59787234**　E-mail：**zhiliang @ pmph.com**
数字融合服务电话：**4001118166**　E-mail：**zengzhi @ pmph.com**

# 编　者

（按姓氏汉语拼音排序）

陈　荃　（中国医学科学院医学信息研究所）

陈庆锟　（中国医学科学院医学信息研究所）

邓　莹　（首都医科大学医学人文学院）

高　星　（中国医学科学院医学信息研究所）

郭珉江　（中国医学科学院医学信息研究所）

胡红濮　（北京协和医学院马克思主义学院 人文和社会科学学院
　　　　　中国医学科学院医学信息研究所）

孔垂柳　（北京市朝阳区卫生信息中心）

雷行云　（中国医学科学院医学信息研究所）

李　建　（北京协和医学院马克思主义学院 人文和社会科学学院）

李　婷　（深圳市第三人民医院）

李淑珍　（深圳市宝安区疾病预防控制中心）

刘　欢　（北京协和医学院马克思主义学院 人文和社会科学学院）

秦盼盼　（中国医学科学院医学信息研究所）

邱五七　（中国医学科学院医学信息研究所）

孙国强　（中国医学科学院北京协和医院）

万艳丽　（中国医学科学院医学信息研究所）

王　岩　（中国医学科学院医学信息研究所）

吴永胜　（深圳市疾病预防控制中心）

鲜　明　（深圳市宝安区疾病预防控制中心）

谢莉琴　（中国医学科学院医学信息研究所）

张世红　（北京市卫生健康大数据与政策研究中心）

郑　静　（深圳市卫生健康发展研究和数据管理中心）

朱树宏　（北京市西城区智慧健康研究中心）

邹　旋　（深圳市疾病预防控制中心）

# 序

党的二十大以来，习近平总书记提出发展新质生产力，并就此多次作出重要论述和明确要求。新质生产力是创新起主导作用，摆脱传统经济增长方式、生产力发展路径，具有高科技、高效能、高质量特征，符合新发展理念的先进生产力质态。当前，我国卫生健康事业发展已经进入新的历史阶段，从以治病为中心转变为以人民健康为中心，卫生健康事业发展机制迎来重大转变。新质生产力理论的提出，为卫生健康事业高质量发展和加快推进卫生健康现代化提供了关键动力和战略抓手。

随着人工智能、大数据、5G、区块链等信息技术的不断推广，"互联网＋医疗健康""数据要素 × 医疗健康"等创新模式为全民健康信息化高质量发展注入新的活力，成为培育和发展卫生健康新质生产力的重要引擎和发力点。着眼于新时代卫生健康事业发展和改革需求，大力推动大数据环境下全民健康信息化发展，建立健全政府主导的卫生健康信息平台，充分运用现代信息技术实现多方联动、医防协同，推动公共卫生机构、医院、基层医疗卫生机构信息共享、体系联动、服务整合，不断提升卫生健康服务质量和效率，更好地保障人民健康。

信息化手段可以突破空间的限制，实现优质医疗资源的快速扩容。随着信息技术发展，建立起"上下联通、左右互动"的新型卫生服务模式。大型公立医院充分利用信息化手段，发挥优质医疗资源集中高效的优势，指导各地有效开展疑难/危重疾病救治工作、应对公共卫生事件。从外部来讲，建设统一、高效、联通的信息系统，打通各级各类医疗卫生机构之间的信息壁垒，推动信息互联互通、高效共享，实现健康相关数据自动抓取、检验检查结果推送互认、传染病实时报送等。以农村居民就诊为例，村民可以在村卫生室做心电图检查,而后通过信息系统将检查信息传输至县医院,由县医院医生进行诊断。村卫生室检查-县医院诊断-结果快速回传,这正是医联体/医共体建设破解"最后一公里"难题的路径。

本书由中国医学科学院北京协和医学院马克思主义学院 人文和社会科学学院、中国医学科学院医学信息研究所胡红濮研究员团队牵头,北京协和医院、北京市卫生健康大数据与政策研究中心、北京市西城区智慧健康研究中心、北京市朝阳区卫生信息中心、深圳市疾病预防控制中心、深圳市卫生健康发展研究和数据管理中心、深圳市宝安区疾病预防控制中心、深圳市第三人民医院等单位专家学者共同编写,既有长期从事全民健康信息化研究的科研人员,又有从事公共卫生、临床诊疗、卫生健康信息化工作的专业技术人员,同时又是促进党建和业务融合发展的案例,充分保障了全书内容的科学性、前瞻性、可用性和方向性。

全书系统性地提出了我国全民健康信息化的理论体系,总结了我国全民健康信息化的发展历程和现状,在此基础上设计了大数据环境下我国全民健康信息化的顶层架构并提出发展建议。希望本书的出版可以为卫生健康机构开展全民健康信息化建设提供借鉴,为卫生健康信息系统建设提供帮助,为地方制定全民健康信息化发展规划提供宏观参考。

中国医学科学院　北京协和医学院

姚建红

2024 年 4 月

# 前　言

　　全民健康信息化是卫生健康服务部门和机构利用现代网络和计算机技术对全民医疗健康信息及数据进行收集、整理、存储、使用、提供服务，并对卫生健康资源进行合理配置，从而满足全民健康管理的需求，是深化医药卫生体制改革、推进健康中国建设的重要内容。近年来，以云计算、大数据、人工智能、物联网、5G 等技术为核心的新一轮科技革命，推动了全民健康信息化的应用发展，涌现了一大批新模式、新业态、新技术，以数据为核心的新医疗服务模式、健康管理形态、行业监管要素及手段将快速更新迭代，为全民健康信息化发展创造了广阔的空间，也为卫生健康行业推进职能转变、创新服务模式、提升治理能力提供了难得的机遇。

　　2016 年 6 月，国务院发布《关于促进和规范健康医疗大数据应用发展的指导意见》，指出健康医疗大数据是国家重要的基础性战略资源，将健康医疗大数据应用发展纳入国家大数据战略布局。促进健康医疗大数据的发展和应用已经成为我国政府今后一段时期的重点任务，国家卫生健康委员会等部门陆续颁布了大量健康医疗大数据应用的指导意见和规范性文件，凸显了健康医疗大数据的战略地位。

　　"十四五"时期是全民健康信息化建设创新引领卫生健康高质量发展的重要机遇期，也是以数字化、网络化、智能化转型推动卫生健康工作实现质量变革、效率变革、动力变革的关键"窗口期"。面对数字化变革带来的机遇与挑战，我国将立足大数据环境新时代新起点，进一步夯实我国全民健康信息化建设成果，提升卫生健康行业发展新动能，构建数据要素治理新格局，助力实现全民健康信息化建设更高质量发展的新局面。

　　本书编者长期从事全民健康信息化相关研究，围绕智慧公共卫生、全民健康信息化顶层设计、管理决策支持、传染病知识库和模型库的构建等方面开展了大量理论研究和应用实践。本书以信息化顶层设计理论体系为依据,通过梳理我国全民健康信息化发展历程,总结了我国全民健康信息化建设现状,明确了我国全民健康信息化顶层设计的总体思路,对大数据环境下卫生健康信息资源架构、信息系统架构、基础保障体系等信息化架构,以及政策机制、组织架构、运营管理模式等管理体系架构进行了详细设计,提出了大数据环境下卫生健康信息化发展建议,并就北京市级及区级全民健康信息化顶层设计、智慧急救、智慧基层、智慧公共卫生、区域性传染病防控等进行了典型案例分析。

本书编写过程中得到了国家卫生健康委员会、部分省(自治区、直辖市)卫生健康委员会等部门领导的大力支持和帮助,得到了中国医学科学院北京协和医学院、中国疾病预防控制中心、北京大学医学部、清华大学、首都医科大学、北京市医疗卫生服务管理指导中心、北京社区健康促进会、北京急救中心等机构专家学者的悉心指导,在此对各位领导和专家表示由衷的感谢! 由于我国全民健康信息化建设、健康医疗大数据应用、"互联网 + 医疗健康"服务均处在高速发展期,本书所涉理论、观点、分析、设计、结论均有可能存在一定的局限和不完善,恳请广大读者和业界同仁提出宝贵意见,共同助力全民健康信息化建设高质量发展。

胡红濮

2024 年 4 月

# 目 录

# 第一章

# 全民健康信息化概述

## 第一节　大数据环境下全民健康信息化发展背景

### 一、全民健康信息化促进卫生健康服务体系高质量发展

全民健康信息化是深化医药卫生体制改革、推进健康中国建设的重要内容。近年来,以云计算、大数据、人工智能、物联网、5G 等技术为核心的新一轮科技革命,推动了全民健康信息化的应用发展,涌现了一大批新模式、新业态、新技术,为全民健康信息化发展创造了广阔的空间,也为卫生健康行业推进职能转变、创新服务模式、提升治理能力提供了难得的机遇。全民健康信息化已经在方便群众就医、提高医院精细化管理水平、服务深化医药卫生体制改革、优化医疗卫生资源配置等方面创新了服务和管理方式,发挥了重要作用。

"十四五"时期是全民健康信息化建设创新引领卫生健康高质量发展的重要机遇期,也是以数字化、网络化、智能化转型推动卫生健康工作实现质量变革、效率变革、动力变革的关键"窗口期"。当前,我国已建成各级全民健康信息平台,全面推进医疗卫生机构信息化建设提档升级,全方位提升卫生健康信息化建设水平。通过全民健康信息化建设,卫生健康行政管理部门可实现精细精准管理决策,同时能发挥全民健康平台效能,打造群众就医新体验,全力保障人民群众身体健康。

### 二、大数据技术驱动我国全民健康信息化建设发展

2016 年 6 月,国务院发布了《关于促进和规范健康医疗大数据应用发展

的指导意见》,指出健康医疗大数据是国家重要的基础性战略资源,将健康医疗大数据应用发展纳入国家大数据战略布局。随着健康医疗大数据时代的来临,医学数据量呈现几何级增长,诊疗信息、健康记录、基因测序、可穿戴设备监测信息、传染病流行情况、慢性病发病情况等大量的健康数据和经济学数据、社会人口统计数据、保险索赔数据等,共同构成了健康医疗大数据,这些数据对于改善医疗服务、提供临床决策、辅助政策制定与规划具有重要参考意义。在此背景下,促进健康医疗大数据的发展和应用成为我国政府近年的重点关注任务,国家卫生健康委等相关部门颁布了大量有关健康医疗大数据应用的指导意见和规范性文件,凸显了健康医疗大数据的战略地位。面对数字化变革带来的机遇与挑战,我国将立足大数据环境新时代新起点,进一步夯实我国全民健康信息化建设成果,提升卫生健康行业发展新动能,构建数据要素治理新格局,助力实现全民健康信息化建设更高质量发展新局面。

### 三、大数据环境下全民健康信息化建设风险和机遇

我国已经进入高质量发展的新阶段,新时代实现中华民族的伟大复兴,承前启后、继往开来,在世界的舞台为全球人类命运共同体的发展做出中国贡献,面临的形势更为复杂,任务更为艰巨。面对数字全球化发展趋势,各国在供应链环节中合作分工的深度和广度在不断发展,以大数据等技术为代表的新一代信息技术正在成为引领和推动新一轮科技革命的核心力量,其广泛应用深刻影响着医疗服务、公共卫生、行业管理等卫生健康领域,以数据为核心的新医疗服务模式、健康管理形态、行业监管要素及手段将会快速迭代更新。然而,目前分散在各业务信息系统中的海量医学数据关联性差,不利于医学大数据的采集、分析、评估和应用。因此,在进行全民健康信息化顶层设计时应充分考虑健康医疗大数据的分析利用,从信息资源建设、信息互联互通和标准建设等内容出发,规范健康医疗大数据收集、存储、整合、管理、分析、利用全流程,从宏观层面的顶层设计促进健康医疗大数据充分融合、卫生健康业务高度协同,实现提升医疗健康管理服务效能的巨大价值。

## 第二节　相　关　概　念

### 一、全民健康信息化相关概念

全民健康信息化概念来源于卫生信息化,随着健康中国战略的深入推进,卫生健康工作从以治病为中心向以人民健康为中心进行转变,带动信息化建设工作内涵也进一步拓展。本书从卫生信息化、人口健康信息化、全民健康信

息化三个发展阶段相似概念剖析出发,构建概念发展的历史脉络。

**（一）卫生信息化的概念**

1. 卫生信息化　卫生信息化指医疗卫生部门与机构在业务活动、服务、管理等层次和环节,采用计算机与通信网络等信息技术,充分开发、广泛利用机构内外部的信息资源,逐步实现部门和机构运行的全面自动化,不断提高服务、经营、决策的效率和水平的过程。

2. 区域卫生信息化　区域卫生信息化指在一定区域范围内,为医疗服务提供者、卫生管理机构、患者、医疗支付方以及医药产品供应商等机构提供数字化形式存储、传递卫生行业数据的业务和技术平台,以支持医疗服务、公共卫生以及卫生行政管理的工作过程。这里的区域指具有独立财政支撑,具有完整的医疗卫生体系的行政区划地区。

3. 区域卫生信息平台　区域卫生信息平台指联接区域内医疗卫生机构基本业务信息系统的数据交换和共享平台,是不同系统间进行信息整合的基础和载体。平台可支撑多种业务,主要连接医疗卫生机构、行业管理机构以及居民等。

**（二）人口健康信息化的概念**

2013年,原卫生部与原国家计划生育委员会合并,组建国家卫生和计划生育委员会,同年印发的《加快推进人口健康信息化建设的指导意见》中使用人口健康信息化取代卫生信息化进行描述。

1. 人口健康信息化　人口健康信息化指卫生计生系统中的各类组织,如卫生计生行政部门、医疗机构、疾病控制机构、卫生监督执法机构、妇幼保健机构、药品生产、供销及管理机构、医学科研及教育机构,利用现代网络和计算机技术对人口健康信息/数据进行搜集、整理、存储、使用、提供服务,并对卫生计生领域的信息活动和各种要素(包括信息、人、技术及设备等)进行合理组织和控制,以实现信息及相关资源的合理配置,从而满足卫生行业信息服务与管理的需求过程的统称。总体来看,人口健康信息化在卫生信息化的基础上,扩展了计划生育的相关内容。

2. 区域人口健康信息化　区域人口健康信息化指以区域人口健康信息平台建设为基础,区域医疗健康信息互联互通及共享为特征,提供区域内居民、医疗卫生服务与管理、医疗保险等机构的人口健康信息服务,全面支持居民健康管理、医疗健康协同服务、卫生监管和决策数字化运作的过程。

3. 区域人口健康信息平台　区域人口健康信息平台指联接区域内卫生计生机构基本业务信息系统的数据交换和共享平台,是不同系统间进行信息整合的基础和载体。平台可支撑多种业务,主要联接医疗卫生机构、计划生育机构、行业管理机构以及居民等。

### (三) 全民健康信息化的概念

目前对全民健康信息化内涵尚未有统一定论。全民健康信息化广泛应用是在 2018 年国家卫生健康委员会成立之后。全民健康信息化已经超越传统卫生部门的管理范围,涉及医疗、保险、就业、社会保障以及其他各种类型的卫生健康服务部门和机构。

1. 全民健康信息化　全民健康信息化指卫生健康服务部门和机构利用现代网络和计算机技术对全民医疗健康信息及数据进行收集、整理、存储、使用、提供服务,并对卫生健康资源进行合理配置,从而满足全民健康管理的需求。

2. 区域全民健康信息化　区域全民健康信息化指在一定区域内,为医疗、保险、就业、社会保障以及其他各种类型的卫生健康服务部门和机构提供以数字化形式存储、传递全民健康数据的业务和技术平台,以支持大健康的工作过程。

3. 区域全民健康信息平台　区域全民健康信息平台指联接区域内涉及全民健康的医疗、保险、就业、社会保障以及其他各种类型的卫生健康服务部门和机构的数据交换和共享平台,为不同系统间信息交换和共享提供载体。

## 二、医学大数据相关概念

### (一) 医学大数据定义

大数据是指庞大且复杂的数据集合,且传统的数据处理方法不足以分析出其潜在价值。Gartner 最初提出的定义,是用体积、数量和速度(3V)描述大数据,后续又在其基础上增加了真实性及价值用来补充描述健康医疗大数据(5V)。

医学大数据通常包括不同来源的不一致、多种类、不完整和不精确的信息(例如诊断、人口统计、治疗、疾病预防、疾病、伤害以及身体和精神损害),泛指与健康和生命有关的所有数据,例如生理、行为、分子、临床、环境暴露、医学成像、疾病管理、药物处方、营养或运动相关数据。

### (二) 医学大数据分类

医学大数据大致分为三类:①结构化数据:可以用二维表结构表示的数据,严格遵循一定的数据格式和编码规范。健康医疗领域中的结构化数据包括各种疾病的术语、症状和诊断信息、实验室结果、诸如入院记录的患者信息、药物和账单信息。②非结构化数据:没有固定结构的数据,包括用自然语言编写的医学处方、临床病历、生物医学文献、出入院摘要等。③半结构化数据:介于结构化数据和非结构化数据之间,具有最小结构和自描述性质的数据,包括从传感器等设备生成的数据、日志文件、图片等。

## （三）医学大数据应用

大数据在医疗领域的应用是一个快速发展的领域,产生许多新的方法,从而加深对疾病病因和进展的理解,提高早期诊断准确性,更快地识别高风险患者,更及时地作出临床决策。从医学角度出发,大数据应用主要体现在四个学科:生物信息学、临床信息学、影像信息学、公共卫生信息学。从大数据技术出发,主要体现在数据共享与平台集成、数据存储和检索、数据分析。医学大数据作为国家重要的基础性战略资源之一,其应用发展将推动健康医疗模式的革命性变化,有利于扩大医疗资源供给、降低医疗成本、提升医疗服务运行效率,对国民经济增长、社会发展、科技进步和人民生活改善等方面将会产生重大而深远的影响。

# 三、大数据环境下全民健康信息化顶层设计相关概念

## （一）顶层设计

顶层设计这一概念源于系统工程学领域的自顶向下设计。1971 年,被誉为"Pascal 语言之父"的 Niklaus Witrh 教授提出采用"自顶向下逐步求精、分而治之"的原则进行大型程序的设计。随后该"自顶向下设计"的思想被西方国家广泛应用于军事和社会学领域,甚至成为政府统筹制定国家发展战略的重要分析方法。顶层设计是针对某一具体的设计对象,运用系统论的方法,自高端开始的总体构想和战略设计,注重规划设计与实际需求的紧密结合,强调设计对象定位上的准确、结构上的优化、功能上的协调、资源上的整合,是一种将复杂对象简单化、具体化、程序化的设计方案。信息化建设引入顶层设计,其目标就是要建立一种工程化方法,能够站在全局的、整体的、系统的角度,围绕机构的事业发展规划,分析机构的管理和信息化现状,结合信息技术发展趋势,明确设计一个整体的方案,阐述机构的信息化应该怎么做、谁来做、什么时间做、在哪做、效果应如何。

## （二）信息化顶层设计

信息化顶层设计是信息化建设从规划到实施的桥梁,是在信息化总体规划的统领与指导下,作为信息化总体规划的延续和细化。其是信息化实施的前提与依据,是信息化实施的总体框架。信息化顶层设计不是取代传统的信息化总体规划,而是要解决总体规划落地实施问题。信息化总体规划解决"做什么"的问题,而信息化顶层设计解决"怎么做"的问题。

## （三）全民健康信息化顶层设计

全民健康信息化顶层设计是从全局的视角出发,站在整体的高度,以信息化的思维,全面分析卫生健康服务部门和机构的各项业务及信息化发展现状,建立全民健康信息化的信息资源架构、信息系统架构、基础设施架构、标准规

范及信息安全体系架构,并设计支持可持续发展的全民健康信息化管理模式与建设运行机制。

### (四) 大数据环境下全民健康信息化顶层设计

大数据环境下全民健康信息化顶层设计是从全局的视角出发,以信息化的思维,建立适用于医学大数据采集、存储、分析、评估和应用的全民健康信息化的信息资源架构、信息系统架构、基础设施架构、标准规范及信息安全体系架构,并设计支持可持续发展的全民健康信息化管理模式与建设运行机制。

# 第三节　信息化顶层设计理论基础

顶层设计是运用系统论的方法,从全局的角度,对某项任务或者某个项目的各方面、各层次、各要素统筹规划,以集中有效资源,高效快捷地实现目标。顶层设计基础理论主要包括企业架构理论、信息资源规划理论、信息资源配置理论及信息生态系统理论等。企业架构理论是顶层设计的基础,主要用来设计信息模型;信息资源规划是顶层设计的骨架,主要用来规划各个信息系统的关系、结构和应用;信息资源配置是顶层设计的内涵,通过它配置各类信息资源的动态和静态结构;信息生态系统理论是顶层设计的基础,根据这一理论来分析顶层设计的内外环境以及运作机制。

## 一、企业架构理论

### (一) 企业架构概念

企业架构(enterprise architecture,EA)是实现顶层设计的重要方法和手段。EA 是多维化的信息模型,是以业务、信息、应用和技术架构这四要素为基本内容的技术文本,是信息化工作开展的科学行为规范,是编制信息化规划的重要基础。

EA 由 Zachman 于 1987 年提出,Zachman 本人也被公认为 EA 理论的开拓者。之后,国际上不同机构或专家推出了一系列 EA 模型。著名的 EA 框架包括 Zachman 的 EA 框架、开放组架构框架(The Open Group Architecture Framework,TOGAF)以及美国联邦政府的联邦企业架构(federal enterprise architecture,FEA)等。一般情况下,EA 模型主要包括 4 个组成部分:业务架构、应用架构、数据架构以及技术架构。业务架构定义业务经营战略、业务治理、组织和关键业务流程;应用架构定义应用系统开发和使用的蓝图、系统间的相互作用以及与关键业务流程间的关系;数据架构描述数据的逻辑和物理结构以及数据管理资源;技术架构描述支持核心和关键应用的软件基础设施。

目前,EA 模型被广泛应用于电子政务等领域,取得了较好的效果。

## (二) 企业架构方法

1. Zachman 框架　1987 年,John Zachman 在 *IBM Systems Journal* 杂志上发表了名为 *A Framework for Information Systems Architecture* 的文章,提出了企业架构的初步概念。文中阐述了在信息系统开发工作中对软件体系结构的看法;系统开发是由具有不同关注视点的若干层面人员共同完成的,这与认识到系统开发是由不同阶段完成的同等重要;在系统开发中,考察对象不应仅限于数据和功能,还应包括地点。Zachman 理论发展至今成为"企业架构框架",简称"Zachman 框架"。Zachman 被公认为企业架构领域的理论开拓者,现有的企业架构框架大都由 Zachman 框架派生而来。

Zachman 框架是一个由行和列组成的二维结构,行基于模型使用者/描述者的视角对企业进行描述,最顶层的行表示对企业最一般的描述,层次越低的行对企业的描述越具体;从策划者、所有者、设计者、建设者、承担者和最终用户六个视角来划分,建立目标/范围、业务模型、系统模型、技术模型、详细描述、运动功能等模型;列基于人们理解问题时经常设计的问题的角度定义了各视角的抽象域:包括数据(what)、功能(how)、网络(where)、人员(who)、时间(when)、动机(why)六个方面的模型,并分别由实体-关系模型、流程-I/O 模型、节点-链接模型、人员-工作模型、时间-周期模型、目标-手段模型来表达。

2. TOGAF　开放组架构框架(The Open Group Architecture Framework,TOGAF)是一个行业标准的体系架构框架,由国际标准权威组织 The Open Group 制定。The Open Group 于 1993 年开始应客户要求制定系统架构的标准,于 1995 年发表 TOGAF。

TOGAF 将企业架构抽象为业务架构、数据架构、应用程序架构、技术架构四个层次。业务架构是为达到目标需要进行的业务过程;数据架构是企业数据如何组织和存储;应用程序架构是如何设计应用程序以达到业务要求;技术架构是系统软硬件以及应用支撑。

同时,TOGAF 不仅是一个企业架构框架,还提供了一套 EA 开发方法和支持工具,是众多的架构理论及架构模型中唯一具有企业架构核心开发理论的模型方法。TOGAF 的这套 EA 核心开发理论被称为架构开发方法(architecture development method,ADM),包括架构愿景、业务架构、数据架构、应用架构、技术架构、机会与解决方案、迁移计划、实施治理、架构变更管理及需求管理等完整的步骤和阶段。

3. FEA　联邦企业架构(federal enterprise architecture,FEA)是美国联邦政府在用的一个顶层架构,相当于美国政府电子政务的顶层设计。FEA 是一个在用的 EA,拥有完整的方法论体系,是许多专家、用户和厂商共同努力下的知识与经验结晶。FEA 对于各国各层级政府部门和集团性企业具有重要的借鉴意义。

FEA 建立了一套体系结构框架参考模型,包括绩效参考模型、业务参考模型、服务构件参考模型、数据参考模型和技术参考模型。绩效参考模型为整个联邦政府提供一般结果与产出指标的绩效测评框架;业务参考模型是描述联邦政府机构所实施的但与具体的政府机构无关的业务框架,其构成 FEA 的基础内容;服务构件参考模型是一种业务驱动的功能架构,根据业务目标改进方式而对服务架构进行分类;数据参考模型用来描述支持项目计划与业务流运行过程的数据与信息,描述发生在联邦政府与其各类客户、选民和业务伙伴之间的信息交换与相互作用的类型;技术参考模型是一种分级的技术架构,用于描述传输服务构件与提高服务性能的技术支持方式。

## 二、信息资源规划理论

### (一) 信息资源

信息资源作为术语最早由奥罗乐科(Rourke J O)于 1970 年在 *Information Resources in Canada* 中提出,之后,以“Information Resource”为标题的论著逐渐增多,并对信息资源做出不同的描述和定义。综合学者的观点,对信息资源的理解主要有以下两种:狭义的理解,认为信息资源是人类社会活动中存在的各类可用的信息的聚集或来源,即可用信息源,如科技信息源、文化信息源、卫生信息源等;广义的理解,认为信息资源是人类社会信息活动中所积累的信息以及包括信息生产者、信息技术、信息资本、信息环境等要素的集合。

### (二) 信息资源规划

1. 信息资源规划的概念 信息资源规划(information resource planning,IRP)最早由美国信息资源管理学家霍顿(Horton F W)和马钱德(Marchand D A)等于 20 世纪 80 年代初提出,是指对企业生产经营所需要的信息,从采集、处理、传输到使用的全面规划。在企业的生产经营活动中,无时无刻不充满着信息的产生、流动和使用。要使每个部门内部、部门之间、部门与外部单位的频繁、复杂的信息流畅通,充分发挥信息资源的作用,必须进行统一、全面的规划。信息资源规划是一切信息化建设的基础。

2. 信息资源规划方法

(1)信息工程方法:信息工程的基础是当代的数据库系统,目标是建立计算机化的企业管理系统。信息工程的范围是广泛的,是多种技术、多种学科的综合。其基本原理是位于现代数据处理系统的中心,借助于各种数据系统软件,对数据进行采集建立和维护更新,其数据是稳定的,处理是多变的,最终用户必须参加开发工作。

（2）信息资源规划的主要步骤

1）需求分析：需求分析是信息资源规划的第一阶段，包括对功能的需求分析和对数据的需求分析。通过需求分析，定义机构内部的业务流程。

2）制定信息资源规划基础标准：信息资源规划基础标准是指那些决定信息系统质量，也是进行信息资源开发利用的最基本的标准。这些基础标准包括以下五类：数据元素标准、信息分类编码标准、用户视图标准、概念数据库标准以及逻辑数据库标准。

3）系统建模：系统建模是用户需求的定型和规范化表达，是信息资源的总体概况和描述，包括功能建模和数据建模两部分。功能建模是对系统功能结构的概括性表示，一般采用"子系统-功能模块-程序模块"的层次结构来描述。数据建模是将功能模型所需要的数据按照其内在的联系组织起来，系统数据模型由各子系统数据模型和全域数据模型组成。

4）建立信息系统体系结构模型：将系统功能模型与数据模型结合起来，就是系统的体系结构模型。系统体系结构模型主要通过 C-U 矩阵进行描述，C-U 矩阵将机构业务过程和数据类作为定义业务信息系统总体结构的基础，通过构造 C-U 矩阵，明确整个系统及其各子系统之间的关系，并明确划分出各子系统的边界。

5）组织实施：这个阶段的主要任务包括确定系统的建设目标，建立机构的业务信息系统框架，确立系统实施的组织机构，制定阶段性的进度计划和培训计划，预计每个阶段要交付的成果。每个阶段的交付成果都要有相应的文档加以整理和记录。

**（三）全民健康信息资源规划**

1. 全民健康信息资源规划的概念　　全民健康信息资源规划是对全民健康信息资源开发、利用等全过程的规划。具体而言，就是对卫生健康管理和服务所需信息的采集、处理、存储、传输、配置到利用全过程的相关要素进行全面规划。通过全民健康信息资源规划梳理卫生健康业务流程，明确业务需求，建立信息标准和信息模型，再用这些标准和模型来衡量现有的信息系统及各种应用，符合的就继承并加以整合，不符合的就进行改造优化或重新开发，从而稳步推进全民健康信息化建设。

2. 全民健康信息资源规划的作用

（1）宏观方面：全民健康信息资源规划是国家全民健康信息化建设的纲领和向导，是信息系统设计和实施的前提和依据。通过宏观规划，优化全民健康信息资源配置，实现信息共享和业务协同。此外，全民健康信息资源规划和管理也有利于及时、全面、准确地了解全国居民健康水平，掌握卫生健康工作活动情况，为各级部门制定社会经济发展规划和卫生健康工作计划提供有力支撑,从而推进卫生健康事业的可持续健康发展。

全民健康信息资源规划是卫生健康工作的重要内容和科学化领导决策手段。一方面,只有加强全民健康信息资源规划和管理,充分重视并利用全民健康信息资源,形成"用数据说话"的工作氛围,才能实现卫生健康工作的有效管理,进一步提升全民健康信息化建设的质量和层次。另一方面,随着机构环境日趋复杂,传统的定性决策正向定量与定性相结合的决策发展,机构信息资源的及时性和正确性很大程度上影响着决策的正确性。传统信息化建设形成的"信息孤岛"造成了机构内部信息资源不一致,很难实现信息共享,难以为高层决策提供有效支持。全民健康信息资源规划指导下的机构信息化建设才有可能建立集成化的信息资源网络体系,使信息资源高度集中,保证高层决策科学、有效地进行。

(2)中观方面:协调、连接本区域的各医疗卫生机构,发挥重要的枢纽作用。全民健康信息是沟通各级组织、联结各个工作环节的纽带。各地卫生健康行政管理部门在国家总体规划指引下,结合本地实际情况,谋划本辖区的全民健康信息资源规划。通过省级信息平台建设,连接各医疗卫生机构,同时实现与国家级平台的高效对接,保证信息渠道的畅通,真正起到强有力的中间枢纽作用,有力支撑国家卫生健康管理和决策。

全民健康信息资源规划有利于本地区全民健康资源合理配置,同时也为本地区卫生健康管理提供决策依据。通过规划,实现区域内信息资源获取、转换、共享增值,开发新的业务应用,进一步丰富信息资源,实现对区域内的全民健康信息资源的合理高效配置。同时,也把各医疗机构的工作状况有关信息联结并全面展示出来,有利于提升本区域全民健康科学决策和服务管理水平。

(3)微观方面:全民健康信息资源规划有利于发挥医疗卫生机构对应用系统开发的指导、控制和协调作用,提高工作效率,助力自身可持续发展。通过统一规划,优化通信网络路径,可有效减少通信线路总长度,这样租用按长度计费的通信路线,就能节约大量初装费和运行维护费用,减少通信故障,保证卫生健康机构数据高度共享,实现部门之间信息的自动交换和相互扶持,从而极大提高卫生健康机构整体工作效率。

全民健康信息资源规划有利于为广大居民提供高效的医疗卫生服务。贯彻信息化建设的"应用主导"方针,前提是摸准用户需求。对广大居民来说,通过规划,帮助理清并规范表达用户需求,从而落实"应用主导",使广大居民的实际需求得到体现。与此同时,全民健康信息资源规划也有利于加快医疗互联互通、信息共享进程,实现全民健康信息的跨区域共享及数据交换,推动医疗协同服务、有延续性的健康服务,有利于居民跨区域就诊,实现跨区域社保、农保实时结算,方便老百姓异地就诊,缓解"看病难、看病贵"问题。

## 三、信息资源配置理论

### （一）信息资源配置的概念

信息资源配置是指将有用的信息及与信息活动有关的信息设施、信息人员、信息系统、信息网络等资源在数量、时间、空间范围内进行匹配、流动和重组。信息资源配置分为宏观配置与微观配置。信息资源的宏观配置是指国家通过行政权力、行政手段、行政机制和政策法律对其拥有的信息资源加以运用和组合，从而实现国家的信息积累目标并满足整个社会不断增长的信息商品与服务数量和质量的需要；信息资源的微观配置是指各信息机构对信息资源进行多种形式的组合，从而为社会生产出更多更好的信息商品，并获得盈利。

### （二）信息资源配置的效率

信息资源配置效率往往用"帕累托最优"或"帕累托有效"来衡量。信息资源配置一方面必须服从于总体社会资源优化配置和社会福利最大化的宏观目标，另一方面又必须立足于信息生产、信息服务有效的微观基础。要提高社会整体的信息福利水平，首先，宏观上要求整个社会的信息资源"配置效率"是有效率的，即由原来的"帕累托无效"状态，通过"帕累托改进"，达到"帕累托最优"状态；其次，要求个别信息企业的投入-产出效率较高；最后，在考虑信息资源配置效率问题时，还要考虑平等的问题。

### （三）信息资源配置的目标

信息资源配置的目标是使有限的资源产生最大的效益，即在一定的信息资源条件下，通过信息资源的合理安排、组合，追求产出效益的最大化。理想状态的信息资源配置是指在配置过程中实现政治上的公平性和经济上的合理性。政治上的公平性，其核心是保证社会各阶层的所有居民都有平等获取信息和利用信息的权利与机会，它必须以用户满意性信息需求的实现作为基本出发点；经济上的合理性是指用一定的配置成本取得最大的配置效益，或用最小的配置成本取得一定的配置效益，实质上都是要用尽可能小的配置成本取得尽可能大的配置效益。

### （四）信息资源配置的原则

1. 需求性原则　信息资源无论是在时间、空间矢量上的配置，还是品种、数量上的配置，其依据都是用户对信息资源的需求性。因此，合理配置信息资源，使之最大限度地满足社会各阶层居民的不同信息需要，是有效配置的出发点和归宿。

2. 公平和效率原则　公平就是要确保每个信息使用者平等地获取信息资源。效率则是在必要的公平前提下，考虑优先满足哪类信息使用人的需要或人们的哪类信息需求能够产生更大的效益的价值,即在兼顾公平的同时有所侧重和倾斜。

3. 利用性原则    信息资源有效配置的落脚点是用户有效利用。因此,应对信息服务工作的特点及时进行适应性调查,积极探索信息服务的新模式,使信息资源得到有效利用。

### (五) 信息资源配置的方法

1. 市场配置法    信息资源的市场配置法是指市场通过价格的杠杆自动组织信息的生产与消费。同时,基于信息不完全和非对称的市场条件,市场配置信息资源还可通过经济信息或市场信号来消除或减少信息市场活动中的不确定性,进而实现信息资源的最优配置。

2. 政府配置法    信息资源的政府配置法是指政府利用政策、法律等相关工具,或通过直接投资和财政补贴来调整全民健康信息的产出,并按照全民健康信息化发展总体目标分配现有信息资源以及信息资源获取和利用等权限,最终实现信息资源的最优配置。

3. 产权配置法    信息资源的产权配置法是指通过调整和明晰相关信息的产权,依据信息获取的途径和方式来进行信息资源的配置,进而达到信息资源的最优配置。

4. 需求导向配置法    信息资源的需求导向配置法是指依据信息资源配置的原则,最大限度地满足用户对信息资源的需求,进而实现信息资源的最优配置。

## 四、信息生态系统理论

### (一) 信息生态系统概述

信息生态系统是信息生态主体(信息人)和信息生态环境相互联系、相互作用的有机整体。信息生态主体是指需要信息并参与信息活动的个人或由多人组成的社会组织;信息生态环境指对信息生态主体的生存、生活和发展有直接或间接影响的信息因素的总和。由此不难理解,信息生态系统是一个人工生态系统。随着信息时代的到来,作为信息生态系统的核心要素,信息人的含义已包含了所有的个人和所有的社会组织,因为在当代社会,任何个人或社会组织都存在着迫切的信息需要,并且频繁地参与各种信息活动。信息生态环境的范围也非常广泛,既包括与人类信息活动有关的一切自然环境,也包括社会环境,可以认为信息环境是当代最重要的社会环境之一。信息经济、知识经济的兴起凸显了信息的重要性,使之成为与物质、能源并列的核心社会资源,因而围绕信息资源展开的信息开发、信息管理和信息利用等信息活动已成为人类重要的社会活动,信息生态系统的构建与运行正是人类信息活动的具体体现。可见,信息生态系统的人工参与和控制程度非常高,其触角已延伸至社会生活的每个角落,信息生态系统已成为一个社会系统。

反观目前有关信息生态系统的理论研究和实际应用,呈现出两个特点:①机械移植自然生态系统的理论与方法。在人们引入生态学的理论与方法探讨人与信息环境的关系时,对信息生态主体和环境的特殊性所导致的异同缺乏充分的认识。如自然生态系统中生物间通过食物链(网)形成相互制约、相互依赖的关系,强调物种间的相生相克,并以捕食关系作为维持系统平衡的主要方式;而在信息生态系统中,各类信息主体之间的主要关系则表现为竞争与合作,其中合作共赢维系着系统的稳定发展。此外,沿用自然生态系统中的实证研究等自然科学方法来研究信息生态系统这样一个社会系统,而放弃更具宽容性的社会科学方法,这势必会降低其科学性和有效性。事实上,引入生态学和系统论来协调人与信息环境的关系,其关键在于对核心理念如“生态”“系统”“协调”“以人为本”等的借鉴、发挥和运用,吸收生态学和系统论的理论精髓并进行创新应用。②偏重利用技术手段进行网络信息资源管理。随着信息化进程的加速发展,信息生态和信息生态系统的内涵得到了极大丰富,其应用也拓展到社会生活的各个方面。新领域中信息生态系统的构建原理、运行规律、失衡表现和维护管理均有别于网络虚拟世界。这在客观上要求理论研究的适时跟进,包括研究视角的调整和方法的改进等。但目前此领域大多数学者的思维仍停留在网络信息生态系统这一层面,强调对网络信息资源的管理且偏重利用技术手段来实现这一目标。其实,技术并非万能,而“三分技术、七分管理”更适合信息生态系统。

**(二) 信息生态系统的核心价值**

构建信息生态系统的最初目的是改善网络信息生态环境。随着全球经济一体化和社会信息化进程的持续加快,信息资源和信息技术的重要地位和关键作用日益凸显,这种趋势引导和强化了人们从信息管理角度来界定信息生态系统价值的固有思维。如认为构建信息生态系统的最终目的是实现社会信息资源的有效利用和良好的信息生态环境等。这种论调立足于人类社会信息化进程的当前现状,随着时间推移,我们有理由相信未来的信息社会将产生巨大而深刻的变化,可能超出人们的想象,超越现有“数字地球”“智能网络”等概念的描述,那时的信息生态系统将肩负更多的社会责任,信息生态系统理论研究与实际应用必将持续深入和发展,但良好信息生态系统的构建应围绕一个“核心价值”来进行。我们应着眼于未来,从全体人类社会生存与发展的宏观角度去认识信息生态系统,对信息生态系统的核心价值的理解也应立足于人和人类社会,促进人和人类社会的最优化发展是其终极目标。

### (三) 信息生态系统的构建原则

随着社会经济的繁荣和文明的进步,特别是全球信息化进程的不断推进,有一种趋势逐渐明朗,那便是个人变得越来越重要了。个人作为社会的构成单元已成为推动社会发展变革的基本要素,获得了极大的尊重,在信息生态系统的构建中应贯彻"以人为本"的基本原则。信息资源不仅是重要的社会资源,对个人而言,也是其在现代社会中生存发展的重要资本,要充分尊重个人多元化、个性化的信息需求,创建一种人人都能公平有效获取信息资源的良好社会环境。信息人作为社会人,天生具有社会性,其信息需求的满足又必须符合社会的要求,所以要对信息需求加以引导,体现为提供具有先进性、科学性、文明性的道德、思想、文化、科技、管理、艺术等信息内容。尊重和满足个人的信息需求的愿景在于传承和发展人类优秀文明成果。结合时代特征,信息对于人的影响主要体现在提高人的知识水平和信息素质,激发人的智慧和创造力,使更多人成为文化知识的继承者和传播者,成为先进科学技术的开拓者,成为美好精神产品的创造者,最终促进个人和社会的进步。对于信息人来说,学习和受教育应是获取知识、增长智慧、提高信息素质的主要途径,但受主体能动性的影响较大,如个人资质、悟性和信息接受能力等。尽管如此,我们仍主张维持全体成员信息能力的公平,坚持每个人都享有各自所需信息的平等权利。

### (四) 信息生态系统的基本结构

信息生态系统主要由信息人、信息资源和信息环境三大要素构成。在现实生活中,信息人通常指信息的生产者、信息的传递者、信息的消费者和信息的监管者四大类。每个信息人都需要信息,并无时无刻不在进行着信息活动。信息资源指可供利用并产生效益的与社会生产和生活有关的一切信息的总称,包括社会信息和自然信息,并被广泛应用于经济、社会各个领域和部门。信息资源对人们的工作、生活至关重要,是整个信息化体系的核心。信息环境是指对信息人生存、生活和发展有直接或间接影响的信息因素的总和,主要由四类环境因子组成:信息技术因子、信息文化因子、信息制度因子和信息经济因子。在整个信息生态系统中,信息人是生态核,信息资源是生态基,信息化环境是生态库,三者相互影响、相互作用,共同构成了一个完整的信息生态系统。

全民健康信息生态系统主要由6大主体构成,即居民个人、医疗健康服务人员、医疗健康服务机构、医疗健康管理机构、研究机构及行业协会和IT设施开发商。其中,个人、医疗健康服务机构、医疗健康管理机构是健康信息生态系统的关键组成部分,它们构成了生态系统中的生产者、消费者、传递者和管理者,形成了完整的全民健康信息生态链。

# 第二章

# 全民健康信息化建设现状

## 第一节  发 展 历 程

全民健康信息化作为医疗卫生事业改革和发展的基础工程,既是深化医改的重要任务,也是推动健康中国战略的内生动力。我国全民健康信息化建设具有明显的阶段性特征,按建设内容可以分为四个阶段。

起步阶段(20世纪80年代—2002年):以大型医疗机构满足自身管理和运营需要,建设各类财务、管理、统计信息系统为重点,其他卫生机构也逐步实现事务处理流程的电子化。

业务信息化建设阶段(2003—2008年):以各个业务条线信息化发展为主要特点,公共卫生信息化建设快速发展,传染病直报、卫生应急指挥、卫生监督、卫生统计、妇幼保健、新型农村合作医疗管理等信息系统逐步建立,医院信息化的重点转移到临床信息系统和电子病历等业务应用系统阶段。

区域协同平台建设阶段(2009—2016年):2009年深化医改工作启动以来,各地积极探索建立区域人口健康信息平台,整合各类业务信息系统,推进区域内医疗卫生机构互联互通、信息共享,开展双向转诊、远程医疗、医保互通、网络健康教育与咨询等服务,实现预防保健、医疗服务和卫生管理一体化。

大数据融合应用阶段(2017年至今):基于健康医疗大数据的融合应用发展,在信息平台的基础上,实现人的全生命周期健康管理,保障人民健康,创新健康模式,助力经济社会发展,提升国家治理能力。

## 一、起步阶段

这一时期以大型医疗机构信息化的兴起与发展为特点,主要是医院财务管理、收费管理系统的建立,将传统的业务管理模式计算机化,实现计算机技术在医疗卫生系统的广泛应用。

卫生信息专职机构逐渐成立。原卫生部于 1992 年成立卫生部统计信息中心(现国家卫生健康委统计信息中心),专职负责卫生信息化建设工作,并于 2000 年重新成立了卫生部信息化领导小组,绝大多数省(自治区、直辖市)卫生厅局成立了以厅领导为组长的信息化领导小组及办公室,制定了发展规划和建设重点,有力推进了各地卫生信息化建设。与此同时,我国大多数医疗卫生机构成立了信息科,但大多数管理者对信息职能部门的功能和作用认识不足,重视程度不高。尤其是广大农村医院由于基础设施落后,信息意识淡薄,信息专业人才缺乏。

卫生信息化项目逐步推进。"金卫工程"、国家卫生信息网逐步建设,大型医疗机构开始自筹资金,按照各自原有的工作流程设计信息系统。然而,由于各级政府重视程度不够、信息系统缺乏全面统筹和规划、系统间相互独立、信息缺乏整合和共享等多方面原因,此时的卫生信息化发展相对迟缓。

## 二、业务信息化建设阶段

2003 年"非典"暴发,引起国家对卫生信息化的高度重视,在此阶段我国加大了在卫生应急指挥、疾病防控、卫生统计、妇幼保健、医保管理等方面的信息化建设投入,公共卫生信息化建设得到快速发展;医院信息系统从管理信息系统过渡到临床信息系统和电子病历的应用。

在此阶段,我国公共卫生信息化进入了一个快速、有序的发展时期。大多数县级以上卫生行政部门、医疗机构、疾病预防控制中心、卫生监督机构均建立了具备数据中心、具有统计分析和预警等功能的公共卫生信息平台;以传染病与突发公共卫生事件监测报告信息系统为核心的疾病预防控制信息系统,至 2008 年年末,已建设十余个不同的子系统,成为全球最大的基于互联网的疾病在线直报系统;各级突发公共卫生事件应急反应系统,实现了在线反应、处理和全程跟踪功能;国家卫生统计网络直报系统实现了在线的卫生统计数据录入、审核、上报功能。此外,卫生监督信息系统、医疗救治信息系统也初步建设完成。新农合管理信息系统建设得到快速发展,各省级平台及县级新农合数据库基本建设完成,部分省的新农合信息系统已经能够实现联网管理,个别地区实现跨区域即时结报。医院信息系统建设从财务信息系统扩展到临床信息系统和电子病历;发展远程会诊、远程教学和远程医学查询;医院管理信息化在推动中小医院逐步普及的同时,提出了进一步建设数字医院远景目标。区域卫生信息化建设也开始启动。

原卫生部组织开展了卫生信息标准化的研究工作,先后启动了"卫生信息框架标准""医院基本数据集标准""公共卫生信息分类框架和基本数据集标准"以及"社区卫生服务功能规范和基本数据集标准"四个卫生信息标准的基础性研究,形成《国家卫生信息标准基础框架》《医院信息基础数据集标准》《公共卫生基本数据集标准》《社区卫生信息基本数据集标准》等多个编码标准。

### 三、区域协同平台建设阶段

2009年4月,中共中央、国务院印发《关于深化医药卫生体制改革的意见》,标志着我国卫生信息化进入了以电子健康档案和电子病历为核心的区域医疗卫生信息平台建设和协同服务为主要内容的阶段。这一时期主要以"十二五"卫生信息化建设工程规划为纲领,是全民健康信息化全面开展、快速发展的时期,以卫生和计生信息化融合为核心,以信息技术支持全人口、全生命周期的精细化人口健康服务,紧密围绕深化医改、完善生育政策和卫生计生事业融合发展,全面推进信息化工作。

该阶段重点推进"全民健康保障信息化工程"和"金人工程"两项工程建设,统筹业务需求,共享基础设施和数据,促进软硬件匹配、信息整合和大数据应用,各级人口健康信息化建设稳步开展。同时,医院信息化的建设由广度向深度发展转变。临床路径开始实施,图像存档和通信系统(PACS)的功能不断拓展,远程医疗也迎来了发展热潮。我国医院信息化开始从发展临床信息系统为主的阶段向更高级的区域医疗卫生信息化发展。许多建设较好的地区都开展了对区域卫生信息平台建设的探索,如上海"医联工程"、军民协同区域医疗服务工程、西部地区区域协同医疗示范工程等。

随着业务信息系统建设趋于成熟,区域信息平台对于数据共享、业务协同的要求越来越高,卫生信息标准的重要性日益凸显。因此,这一时期我国卫生信息标准研究也迎来了快速发展期,多项指导类行业标准陆续颁布,包括WS/T 303—2009《卫生信息数据元标准化规则》、WS/T 304—2009《卫生信息数据模式描述指南》、WS/T 305—2009《卫生信息数据集元数据规范》、WS/T 306—2009《卫生信息数据集分类与编码规则》等,对卫生信息数据集进行描述。此外,为配合深化医药卫生体制改革,推进以电子健康档案为核心的区域卫生信息化建设,2009年卫生部发布《健康档案基本架构与数据标准(试行)》、《基于健康档案的区域卫生信息平台建设指南(试行)》(卫办发〔2009〕46号)、《基于健康档案的区域卫生信息平台建设技术方案(试行)》(卫办综发〔2009〕

230 号)、《电子病历基本架构与数据标准(试行)》《国家基本公共卫生服务规范(2011 年版)》等一系列标准和规范,为全民健康信息化建设奠定了基础。2010 年年底,卫生部《"基于电子健康档案、电子病历、门诊统筹管理的基层医疗卫生信息系统试点项目"管理方案》进一步推动了我国区域全民健康信息化的进程。

### 四、大数据融合应用阶段

在此阶段,社会整体信息化程度不断加深,信息技术对健康医疗事业的影响日趋明显,以大数据、云计算、移动互联网等新兴信息技术为核心的新一轮科技革命,推动了全民健康信息化建设和健康医疗大数据深度应用相融合。

这一时期,我国主要建成覆盖公共卫生、医疗服务、医疗保障、药品供应、行业管理、健康服务、大数据挖掘、科技创新等全业务应用系统的全民健康信息和健康医疗大数据应用服务体系,实现了国家全民健康信息平台与 31 个省(自治区、直辖市)及新疆生产建设兵团平台互联互通。基本建成统一权威、互联互通的全民健康信息平台,实现与人口、法人、空间地理等基础数据资源跨部门、跨区域共享,医疗、医保、医药和健康各相关领域数据融合应用取得明显成效;统筹区域布局,依托现有资源基本建成健康医疗大数据国家中心及区域中心、100 个区域临床医学数据示范中心,基本实现城乡居民拥有规范化的电子健康档案和功能完备的健康卡;加快推进健康危害因素监测信息系统和重点慢性病监测信息系统建设,传染病动态监测信息系统医疗机构覆盖率达到 95%;政策法规标准体系和信息安全保障体系进一步健全,行业治理和服务能力全面提升,基于感知技术和产品的新型健康信息服务逐渐普及,覆盖全人口、全生命周期的全民健康信息服务体系基本形成,全民健康信息化和健康医疗大数据应用发展在实现人人享有基本医疗卫生服务中发挥显著作用。重点开展全民健康保障信息化工程、健康医疗大数据应用发展工程、基层信息化能力提升工程、智慧医疗便民惠民工程以及健康扶贫信息支撑工程。

## 第二节　业务信息系统建设

### 一、公共卫生信息系统

#### (一)中国疾病预防控制中心信息化建设现状

为逐步构建以人为核心的"全民、全生命周期、全覆盖"的新时代疾病监测与健康信息管理模式,中国疾病预防控制中心依托全民健康保障信息化工程,优化完善信息系统,促进互联互通和业务协同,强化数据综合分析利用,做好网络安全加固与保障。

1. 完善基础设施建设，开启疾控云时代　中国疾病预防控制中心通过虚拟数据中心和混合云等多项关键技术，在卫生健康系统率先启动了一体化云数据中心建设，建立"中国疾控一体化云数据中心"，有力承载中国疾病预防控制信息系统等国家疾控体系重要信息系统的运行，为全民健康疾控大数据提供计算与存储支撑服务。

2. 稳步推进疾控信息系统建设，切实落实"减负"行动　中国疾病预防控制中心本着"四个一体化"和"六个统一"的建设原则，整合重构了传染病监测、慢性病及危险因素、精神卫生、免疫规划、健康危害因素和疾控综合管理系统，形成了统一门户、统一标准应用、统一交换接口、统一业务应用、统一安全认证、统一资源管理、整合共享的全新"中国疾病预防控制信息系统"。该系统全面支持省统筹医院信息系统和基层医疗卫生机构信息系统的数据自动交换，为改变各业务系统条线多重采集数据的局面奠定良好基础。

3. 大力保障系统网络应用安全

（1）全面实现虚拟专网医疗卫生机构全覆盖：中国疾病预防控制信息系统在2013年实现全国省、市、县各级疾控机构虚拟专网全覆盖的基础上，于2016年10月底实现中国疾病预防控制信息系统虚拟专网各级各类医疗机构全覆盖的目标。网络直报系统涉及全国十多万用户，业务涵盖传染病、慢性病、突发公共卫生事件等二十多个业务子系统，与卫生健康业务工作密切相关，全面实现中国疾病预防控制信息系统的业务应用与互联网的安全隔离。

（2）为保证疫情直报数据在互联网上传输的安全，中国疾病预防控制中心在原有虚拟专用网络（VPN）的基础上关闭传统的用户名密码登录方式，要求全国各医疗卫生机构登录中国疾控信息系统时统一采用"一人一证"的数字证书登录方式。

（3）中国疾病预防控制中心在集成数字证书、虚拟专网的基础上，综合采用云桌面技术，更好地保障了中国疾病预防控制信息系统等内部核心业务信息系统的数据安全，有效提升数据防窃取能力。

4. 信息化助力疫情精准防控　信息畅通是疫情防控的关键，2020年1月20日新型冠状病毒感染被纳入法定传染病管理后，中国疾病预防控制中心迅速在网络直报系统增加报告病种目录，保障全国各级医疗卫生机构网络报告病例，并在全国积极开展信息化支撑疫情精准防控。一是在全国汇聚建立确诊和疑似病例数据库、可能密切接触人员数据库、疫情风险等级数据库、入境同行人员数据库、核酸检测数据库、抗体检测数据库等基本信息数据库。二是支撑各地运用大数据和"网格化"管理手段，精准做好疫情防控工作。三是通过国务院客户端、国家政务服务平台向公众提供可能密切接触者、县域疫情分级风险等级、入境同行人员、核酸检测、抗体检测等 APP、小程序查询服务。四是深化跨部门数据应用,支撑人力资源和社会保障部推出"农民工返岗复工点对点用工对接服务平台",农民工可实现返岗需求登记、员工复工签到、个人健康核验等功能;支撑民政部甄别全国社会救助对象、残疾人两项补贴领取人员等民政服务对象的感染状况,以制定临时救助资金发放、殡葬领域资源分配等政策措施;支撑公安部、住房城乡建设部、商务部科学确定排查范围,开展复工复产人员风险识别,减轻基层工作人员排查工作量,提升工作效率。五是通过"健康码"应用促进人员安全有序流动。全国一体化政务服务平台开发了"防疫健康信息码入境人员版",通过"红码""绿码"等开展人员流动管理。同时开展"健康码"跨地区互通互认工作,实现跨地区"一码通行"。提供自行改造、中介转换、直接采用等跨省份互认共享三种路径,由各省结合本省实际选择实施,并按要求完成技术对接和应用改造。各地依托全国一体化政务服务平台,实现在全国范围"一码通行"。六是加强线上帮扶,支撑疫情防控。如依托中日友好医院搭建国家级远程会诊平台提供远程医疗服务,依托中国医师协会组织人工智能专家组和远程医疗工作队提供人工智能服务,依托中国中医科学院、北京中医药大学提供针对新冠病毒感染的中医诊疗服务,依托北京大学第六医院等提供在线心理培训、心理援助服务,依托对口支援省远程医疗平台和各自信息技术优势提供帮扶服务。七是加强海外驰援,助力"地球村"共克时艰。依托"一带一路"医学人才培养联盟网站,迅速搭建面向海外的互联网健康咨询服务平台。及时做好官方新闻发布,协调通过驻外领事馆等渠道进行推介,指导管理各加盟机构提供规范服务。及时增设面向海外留学人员的咨询服务专栏。八是开展智慧医疗助力疫情防控。通过人工智能全自动、快速、准确地为影像及临床医生提供 CT 量化结果,单病例量化结果秒级输出,AI+ 医生复核的总体效率是纯人工量化评估速度的数十倍,大幅提升了诊断效率。AI 测温系统能结合人脸追踪功能、特写抓拍及自动警示功能,有效减轻医务人员温度筛查工作的强度和压力。进入门诊人员无须停留,在"无接触、不察觉"的情况下快速完成测温及安防检查,提升了通行效率,避免人群聚集,为医护人员及患者安全提供了有力保障。智能机器人无须口罩、不用防护服,可以 24 小时连续工作。智能采样机器人、智能消毒机器人、智能配送机器人、智能防疫机器人、智能测温机器人、智能问答机器人等,是战胜疫情的辅助力量。九是 5G 技术为患者诊断治疗搭建高效便捷的平台,如针对重症患者的远程会诊。

**(二)地方疾病预防控制中心信息化建设现状**

各地疾病预防控制中心结合十九大报告和习近平总书记的讲话精神,结合中国疾病预防控制中心、国家和省级卫健委的相关文件,在信息化建设中坚持从疾病管理向以人为核心的疾病全生命周期动态监测转变,依托省统筹区域全民健康信息平台,整合条块化信息系统,加强系统互联互通和业务协同,强化人口健康信息化与大数据风险预警和决策应用,实现疾控信息化建设转型。同时融合应用新技术,构建高效可靠的信息基础设施,进一步建立健全网络安全保障体系,创新服务模式,加强信息资源共享服务。

1. 打造现代化疾控,完善组织内部管理机制　　信息化是实现组织内部管理现代化的有效手段。各地疾控中心积极借助信息技术进行内部管理系统改造,提高工作效率,完善管理机制。主要探索有:一是以协同办公系统升级改造为契机,为职工提供一个能够实现资源共享、结果查询、过程管理和内外联系的工作环境,调整管理体制,从提升职工满意度和获得感的高度切实做好单位内部信息化建设,东部省份在办公自动化系统(OA)建设中处于领先地位,省级疾控中心均建有 OA 系统。二是打造实验室信息管理系统(LIMS),实现实验室管理自动化。"贵州省疾控系统实验室信息管理平台"于 2017 年 12 月正式上线运行,是全国首次以网络化形式,以共用检测数据库、统一数据编码构成、标准化检测流程和方案为基础,实现省市县三级一体化的实验室信息管理系统,解决了实验室数据量大、数据形式复杂、分析效率低且易于出错等难题,同时提高对实验室检测过程中各环节质量控制的监测力度,确保实验室数据的可靠性、及时性和准确性,实现了数据跨部门、跨层级、跨地区的共享和应用。北京市顺义区疾控中心于 2018 年 4 月完成第一阶段 LIMS "检验子系统"需求调研工作,积极推动 LIMS 系统的建设。

2. 积极建设基础业务应用系统,促进"互联网 + 疾控"　　由于公共卫生和健康管理涉及的领域广泛,疾控机构承担着传染病管理、慢性病管理、免疫接种、健康教育等多方面的任务。面对机构人员缺乏和工作任务繁重的矛盾,各地疾控中心积极探索基础业务流程数字化的实现模式,通过建设"以人为核心"的基础业务应用信息系统,切实为基层工作人员减负,同时也为居民提供便捷的服务,实现业务信息的透明。

(1)传染病信息管理平台的探索与构建:一是打造传染病智能平台直报模式。2018 年我国地市级行政区实现了传染病网络直报全覆盖,为及时发现、处理传染病疫情提供了有力保障。在传染病网络直报基础上,各地探索创造传染病智能平台直报模式,利用区域全民健康信息平台对医院信息系统门诊数据和居民电子健康档案进行采集并自动生成传染病报告基本信息,减轻基层的报告压力。宁波市为国内第一个实现传染病智能平台直报的地区,所辖区域的 204 家公立医疗机构、2 家民营医院和 1 家部队医院,全部实现传染病数据与传染病网络直报系统的实时连接,医务人员不再手工填报疫情,而是由计算机自动生成传染病信息报告,极大提高了工作效率和报告信息质量。二是构建单病管理信息平台。各地根据区域传染病流行情况,因地制宜打造传染病单病种的管理信息平台,强有力地开展传染病攻关战。广东省以"互联网＋大数据"和人工智能技术为核心支撑,从患者体验、智能监管及精准防控三方面出发,构建生命全周期、治疗全流程、管理全方位的广东省重大传染病(结核病)信息管理平台——"智慧结控",通过多学科远程复合诊疗服务、结核病诊疗质控、患者精准移动智能管理、疫情联防联控机制、医疗保障与精准扶贫等生态共享服务,助力提升全省结核病防治能力。

(2)慢性病大数据共享平台的探索与建设:各地积极探索慢性病大数据共享平台构建,实现重大慢性病多元数据的综合利用,开展重大慢性病全生命周期流行病学研究。"上海健康云"基于覆盖市区两级的"上海市健康信息网"大数据,以居民电子健康档案和电子病历数据为核心,实现对以高血压、糖尿病、脑卒中等慢性病为主的疾病患者、并发症患者、高危人群的识别、筛选、推送,通过有序分诊,支持社区卫生服务中心、综合性医疗机构和公共卫生专业机构协同落实"三位一体"的慢性病全程健康管理。江苏省"徐州市城市癌症早诊早治信息化管理系统"包含信息采集、高危评估、自动预约、体检提醒、体检报告生成、体检报告反馈、高危人群随访和肿瘤防治知识推送等模块,形成了"筛查随访在基层、规范诊疗在医院、质控指导在疾控"的运行机制。

(3)"互联网＋预防接种"模式的探索与实践:预防接种是预防疾病的有效措施,对保护儿童的健康成长起至关重要的作用。为贯彻落实《中华人民共和国疫苗管理法》以及《关于做好疫苗信息化追溯体系建设工作的通知》的决策部署,各地积极推动预防接种信息化,加强疫苗全程追溯体系建设,加强疫苗冷链管理,建立完善预防接种异常反应补偿保险机制,使预防接种工作从传统的一维、单向、被动式服务进化至移动互联网时代下的多维、双向、主动服务新模式。旨在通过三个"打通"——打通地域和人员流动对信息的阻隔、打通生产方、管理方和用户之间的信息阻隔、打通用户和门诊之间的信息阻隔,建立更系统、更畅通、更透明的信息系统,实现跨地域接种和疫苗的信息透明化,保障疫苗接种安全。深圳市推广的"小豆苗"手机应用程序,以"互联网＋预防接种移动应用系统"为切入点,提供在线预约、提醒、支付、咨询等线上服务,改善家长和儿童的接种体验;运用漫画科普健康知识,增加家长和儿童对疫苗接种的认识。宁波市鄞州区应用健康大数据实施"互联网＋流动儿童预防接种"管理模式,将区域卫生信息平台互联医疗机构作为流动儿童监管的触角,依据鄞州区健康大数据平台,线上实现医疗数据和免疫接种数据的自动匹配和下发,线下政府流动儿童管理队伍通过电话、入户核实,让流动儿童的家长第一时间获取居住地的预防接种服务资源,提高流动儿童免疫接种的管理水平。

(4)职业健康监管信息化模式的探索与实践:随着《"健康中国 2030"规划纲要》《国家职业病防治规划(2016—2020 年)》等文件的出台,各地疾控中心认真探索利用信息技术,实现"职业人群全面健康管理"职业卫生工作新模式的转变,切实维护劳动者身心健康,同时解决职业健康监管任务重的问题。长沙市疾控中心首创"职业健康监护信息卡",建立长沙市职业卫生监管信息平台,通过"PC 电脑-手机终端-健康监护卡"实现从业人员体检档案和身体健康状况的互通互享,加大对从业人员健康维护的力度,提高相关监管部门、用人单位的职业卫生监管工作效率。江苏省常熟市疾控中心针对从业人员健康体检领域创新开发了国内首套"互联网 + 健康证"自助服务系统,于2017 年 4 月在行业内率先上线并实现常熟市医疗机构全覆盖。"健康证微信自助系统"将登记窗口和缴费窗口"搬到了"微信上,并生成电子健康证,达到便民惠民效果的同时方便行业监管部门查验,优化公共服务、创新行政管理。

(5)青少年健康监测管理平台的探索与构建:为了对儿童青少年进行周期性健康管理,确保校园传染病防控的各项措施能够有效落实,做到校园疫情的早发现、早报告、早控制,各地疾控机构积极探索,努力做好各项技术支持工作。广东省儿童青少年健康监测管理平台以学校为数据端,以省市区三级卫生与教育部门为综合应用端,围绕学生常见病监测、因病缺勤监测、伤害监测以及学校环境卫生监测等主题,实现学生缺勤情况与学生传染病、伤害、常见病等疾病早期症状监测管理。武汉市疾控中心打造的校园学生健康管理平台通过"横向到边,纵向到底"的应用思路,全面覆盖全市校医、班主任、家长等用户,通过与各区疾病预防控制中心、社区卫生服务中心实时业务联动,及早发现学校聚集性疫情暴发苗头,为疾病预防控制机构学校传染病早期监测业务开拓新做法。

(6)健康教育云平台的探索与构建:"建立覆盖全国医疗卫生机构的健康传播和远程教育视频系统",是"十三五"全民健康信息化建设的重点任务之一。各级疾控中心通过信息化手段积极探索健康教育领域内的创新性应用。宁波市以"互联网 +"的思维设计"宁波健康教育云平台",借助管理系统,建立网络专线,连接各级、各类电视,将全市分散的健康宣教视频进行统一管理,打造健康宣教视频播放大数据库,实现全市健康宣教视频播放的一网到底、统筹管理、分级控制和效果评估。截至 2019 年 3 月,宁波健康教育云平台接入可控点位 2 668 个,平台日均播放次数稳定在 5 万次以上。

(7)突发公共卫生事件应急反应系统:为了应对突发公共卫生事件,国家和地方均已建设突发公共卫生事件应急反应系统,系统主要整合各种来源的疾病与危险因素信息,并统一在一个网络平台,采用科学的危机处理方法、先进的信息处理技术和现代的管理手段,实现对突发公共卫生事件的辨别、处理和反应,对事件的全过程进行跟踪和处理。如深圳市建设应急值守信息系统,实现应急排班、应急通知、事件处理跟踪等业务工作的信息化管理。甘肃省完成省、市两级突发公共卫生事件应急指挥系统建设,进一步加强卫生应急准备、监测和应急处理信息数据采集、分析,实现卫生应急值守、预警评估、辅助决策、现场指挥、异地会商、队伍和物资的有效管理与调度等。

(8)妇幼保健管理系统探索与构建:妇幼保健管理系统是妇幼保健业务领域内部的应用系统,主要包括妇女保健服务、儿童保健服务、妇幼卫生管理等功能。我国已建设妇幼卫生监测数据直报系统、母子系统保健及降低孕产妇死亡率和消除新生儿破伤风项目数据直报系统、妇幼重大公共卫生服务项目信息直报系统、全国新生儿疾病筛查信息系统、全国儿童营养与健康监测数据直报系统、危重孕产妇医院监测网络直报系统等。如北京市建设覆盖全市妇幼保健机构的以健康档案为核心的信息系统,覆盖妇女和儿童保健的各项业务,为提升北京市信息化工作水平和妇幼保健服务管理水平创造了有利条件。

3. 强化全民健康信息化与大数据风险预警和决策应用　依托区域全民健康信息平台,各地努力探索健康医疗大数据资源的利用模式,采用先进的信息通信、数据融合及地理空间技术,强化大数据在疾病防控和健康管理方面的风险预警能力。目前主要开发疾病监测预警技术,完善疾病监测预警机制,加强疾病防控水平。如广东省登革热时空分析及预警系统,融合登革热流行影响因素多源时空信息,基于数学分析模型和地理信息系统,实现登革热时空分析和实时预测预警,展示广东省登革热疫情和相关影响因素的时空分布,预测未来4~8周广东省各地登革热的流行趋势和风险,提供登革热防控的现场工具包,实现登革热的精准防控。深圳市利用流感和流感样病例监测数据,以及天气、互联网行为、搜索等网络数据,建立深圳市流感预测模型,优化流感指数等级定义的方法,提高深圳市流感预测的精度。河北省通过气象要素监测数据、就诊人数和病例日数据等环境、气象、疾病相关数据,利用数学统计方法和信息化技术,实现成人慢性阻塞性肺疾病(COPD)、儿童哮喘病等敏感性疾病的指数预报。

## 二、医院信息系统

我国医院信息化建设经历了30多年的发展历程,从早期的单机、单用户应用阶段,发展到部门级和全院级管理信息系统的应用;从侧重于财务、药品和医院管理为主的应用,向以患者信息为中心的临床业务支持和管理决策的应用延伸。近年来,医院信息化建设模式逐渐发生转变:在应用目的上,从面向业务运行向面向资源整合转变;在应用范围上,从面向一次、一点应用转变为面向协同服务、远程医疗;在发展重点上,从注重数据收集转变为注重数据分析利用;在实现方法上,从面向交换向平台化方向转变。

我国医疗信息化构建了"一体两翼"的发展模式,"一体"就是全民健康信息化,《国务院办公厅关于促进和规范健康医疗大数据应用发展的指导意见》和《国务院办公厅关于促进"互联网+医疗健康"发展的意见》为信息化赋能插上了腾飞的翅膀。新兴信息技术的应用和发展,为医疗服务能力水平的提升赋予了新机遇,我国医院信息化发展取得长足进步。

**(一)医疗信息化助力便民惠民服务**

医疗机构的信息化建设正在创新服务模式、优化服务流程、提升系统安全,注重从患者感受出发,方便患者就医。目前的移动互联网技术消除了医疗服务空间壁垒,为构建诊前、诊中、诊后、线上线下一体化医疗服务模式创造了条件,医疗服务以患者为主线并贯穿整个医疗服务管理流程,加强互联网服务、预约服务、自助服务、便民结算、智能导航等多项便民惠民服务。如远程会诊,以及互联网咨询、诊疗、药品物流配送等多功能应用,同步拓展网络化协同体系等,提高复诊与慢性病管理的线上服务,共同组成移动医疗在医院的院前、院中、院后的闭环应用。

**(二)以电子病历为核心的医院信息化建设成效显著**

以电子病历为核心的临床信息系统建设,实现了对诊疗过程的全覆盖,对流程环节做到全员追踪和流程追溯,应用闭环信息事后分析,改变了传统的医疗安全与质量控制模式。基于数据中心展现的实时闭环管理,将医疗安全和质量控制工作前置,使质控工作由治理向治理加预防的工作模式转变,其依托成熟的临床信息系统,能较好地支撑医疗安全质量管理工作。全国三级医院已全面实现基于电子病历的信息化建设,75%以上的二级公立医院建立了电子病历系统。对照《医院信息平台应用功能指引》中明确的122项具体功能,目前全国二级及以上医疗机构平均实现71.1项,约10%的医疗机构实现了100项以上功能,其中运营管理、医疗管理、医疗业务等功能实现较好,数据应用、医疗协同、移动医疗等方面相对薄弱,我国医院信息化总体情况较好。县域内电子病历与电子健康档案的共享利用得以推进,实现了医疗服务和公共卫生业务协同,促进了居民常见病、多发病、慢性病县域内诊疗和康复。

**(三)新技术促进智慧医院建设升级**

2021年,国家卫健委印发《医院智慧管理分级评估标准体系(试行)》,加强对智慧医院建设工作的指导,积极发挥大数据、人工智能在辅助诊疗方面的作用,利用互联网技术不断优化医疗服务流程,为患者提供预约诊疗、移动支付、床旁结算、就诊提醒、结果查询、信息推送等便捷服务;应用可穿戴设备为患者提供远程监测和远程指导,实现线上线下医疗服务有效衔接。以"智慧服务"建设为抓手,推动二级及以上医院提供智能导医分诊、诊间结算、移动支付、院内导航、检查检验结果推送、检查检验结果互认等线上服务,积极推进转诊服务、远程医疗、药品配送、患者管理等功能建设与应用,实现临床诊疗与患者服务的有机衔接。

### (四) 医疗机构检查结果互认助力提升人性化服务水平

为进一步提高医疗资源利用率,减轻人民群众就医负担,保障医疗质量和安全,2022 年国家卫健委等部门印发《医疗机构检查检验结果互认管理办法》,从组织管理、互认规则、质量控制、支持保障、监督管理等方面对医疗机构检查检验结果互认的各项要求进行了明确。我国部分地区已经先于国家试点了检查检验结果互认工作。宁夏搭建"互联网 + 医疗健康"一体化服务平台,在宁夏备案注册全国医师 5 万多名,推进了各级诊断数据共享和结果互认,居民不出家门就能享受到全国优质医疗专家的资源。浙江省打造"浙医互认"信息平台,重构诊疗服务流程,通过建设全省统一规划、分级部署的互认共享系统,实现医生对检查检验结果进行全省域实时校验、重复提醒、快速调阅、互认确认等,为患者节省了就医费用,缩短了预约等待大型检查设备的时间,避免了短期内多次检查对身体造成的损害,减少了跨院就医重复检查的负担。

## 三、计划生育信息系统

1. 国家级平台建设初具雏形    原国家人口计生委承担建设的人口宏观管理与决策信息系统(Population Administration Decision Information System, PADIS)于 2009 年底正式投入应用,初步形成人口服务管理和决策支持两大平台,提供人口业务执行、人口信息采集、人口决策支持、人口信息服务四大应用,成为人口计生系统国家级信息化平台建设起步的显著标志。依托该平台,实现跨省流动人口计划生育重点服务管理信息的网络交换和协查通报,全国平均重点协查信息反馈率接近 80%。初步搭建了数据仓库、模型和应用系统相结合的人口宏观决策系统框架。在生育政策调整、儿童入学率测算、人口城镇化测算、中国劳动力变动趋势及判断等方面,模拟不同政策方案下的人口趋势,为完善人口政策和战略研究提供了支持。

2. 省级平台建设运行良好    从各省看,应用需求开始从单一业务向多元业务渗透,逐步覆盖到加强流动人口服务管理、落实计划生育家庭利益导向政策、开展计划生育技术服务(避孕节育手术等)、免费药具发放、推进行政执法(违法生育管理和社会抚养费征收)、出生实名登记、开展人口调查与监测、信访等业务,无一不与人口的个案信息发生联系。按照国家统一要求,各地加速省级数据中心和应用平台的统一建设。对于地县两级以往形成的应用系统,因地制宜,采取取代或嵌入等灵活措施,将其与省级平台进行整合。2/3以上的省份建有数据交换平台,其中大部分省份通过前置机和开放服务接口等方式,为卫生、公安、民政、教育、发改及人力资源和社会保障等部门提供人口数据服务。

3. 部分业务在国家与省级平台之间实现对接　通过平台对接完成数据的上报和交换。例如:省级平台完成流动人口省内流动的计划生育信息管理,通过与国家平台对接,将跨省流动的人口相关信息在流入地和流出地之间进行交换。卫生健康主管部门建立与公安、安全、教育等部门的信息共享机制,通过签订信息资源合作共享协议,实现出生实名登记与出生医学证明管理整合,建立身份认证、出生医学证明、流动人口婚育证明等信息查询、协作共享机制,全员人口信息库与电子健康档案系统互联互通。上海开展了全员人口数据库健康信息网数据查询、全员人口数据库出生医学证明查询等便民服务,实现了全员人口数据库与健康信息网工程的数据共享,通过国家流动人口PADIS平台上海子系统建设,实现了数据跨省共享交换。

## 四、基本医保信息系统

医疗保障作为民生保障的重要组成部分,与人民生命健康、医药卫生事业发展、经济社会稳定紧密相关,尤其需要发挥信息化作用,支撑和引领医保治理与服务,促进医保服务数字化转型,提供更为精准的公共服务,推进医保治理体系和治理能力现代化,为医保高质量发展赋能助力。大数据环境下,基本医保信息化建设取得突破性进展。

### (一) 全国统一的医保信息平台全面建成

全国统一的医保信息平台在全国31个省(自治区、直辖市)和新疆生产建设兵团全域上线,有效覆盖约40万家定点医疗机构、约40万家定点零售药店,为13.6亿参保人提供优质医保服务。医保信息平台涵盖公共服务、经办管理、智能监控、宏观决策四大类医保业务,设计了异地就医结算、支付管理、价格招采、基金监管、基础信息与应用支撑等14个子系统,实现了标准全国统一、数据两级集中、平台分级部署、网络全面覆盖、系统安全可控,实现国家、省、市、县四级医保信息互联互通、数据有序共享,医保与多部门及医疗机构、药店等单位的信息共享,为实时结算、经办服务、异地就医、待遇制定、清单规范、乡村振兴、目录调整、支付改革、定点管理、药耗招采、价格管理、基金监管、内部控制、统计分析等医保业务提供强有力的支撑和引领。

医保信息平台日均结算超1 800万人次,住院费用结算平均响应时间0.8

秒,有效减少窗口排队等候时间,降低医疗机构运行压力和管理成本,降低人员聚集风险。

作为医保业务主索引的医保电子凭证在全国 31 个省(自治区、直辖市)和新疆生产建设兵团开通支付功能,全渠道激活授权用户已超过 11.7 亿,推进医保服务迈进"码时代"。持续优化完善医保服务网厅和 APP,设置亲情账户,为群众提供"搬到家里的医保服务点"和"装在口袋里的医保服务厅"。目前医保服务网厅和 APP 实名用户数超过 2 亿,亲情账户数超过 1 亿,大幅提高了办理效率,改善了群众医保服务体验。

2020 年 5 月率先上线异地就医管理子系统,实现了跨省异地就医直接结算和线上备案。2021 年,全国异地就医直接结算超过 1 亿人次,其中,住院费用跨省直接结算 440.59 万人次,同比增长 46.8%,累计成功办理线上备案约 80 万人次。另外,依托全国统一医保信息平台,实现了参保信息变更、关系转移接续等医保业务"跨省通办"。

全国统一的医保信息平台要满足各个统筹区的医保报销需求,通过全面梳理各地医保政策,设置相应参数,能及时发现并清理不符合待遇清单要求、不符合医保发展方向的规定,促进适宜保障,体现尽力而为、量力而行原则。在基金监管方面,将更多的定点医药机构接入平台,通过动态监测、智能监控和大数据分析,及时发现异常情况,精准打击欺诈骗保行为,守护好人民群众的"救命钱"。

医保信息业务编码标准得到普遍应用。医保疾病诊断与手术、药品、医用耗材、医疗服务 4 项主要业务编码在各地实现贯标应用,天津、安徽、海南等地已顺利通过全省验收,20 个省份的近 30 个地市也已开展了贯标情况查验,初步形成全国范围内共用一个标准库、共享一个数据池的良好格局。

**(二) 智能监管系统为监管工作赋能增效**

依托全国统一的医保信息平台,动态采集分析业务数据,实时筛查医保异常结算情况,精准定位虚构就诊记录等欺诈骗保行为,做到全方位、全流程、全环节智能监控,助力事前提醒、事中预警、事后审核,切实打造守护医保基金安全的"电子眼"和"顺风耳",提升医保智能监管能力和监管效能,促进基金有效使用。

医保大数据覆盖范围广、迭代速度快,对医疗行为实现全面记录和汇集,通过加强数据分析,可以有效提升医保基金监管的智能化、决策分析的精准化,精准打击大处方、滥用药、违规骗保等行为,促进医保费用的监管从单一的限制控费,升级至审核临床使用的诊疗方案,医保基金监管工作将更加科学合理,进一步促进医保基金使用的规范化、透明化,切实保障人民群众"看病钱""救命钱"。

医保信息平台实现全国医保业务编码标准统一、数据规范统一、经办服务统一,实现国家、省、市、县四级医保部门,以及医保与人社、民政、税务等部门和医疗机构、药店等数据互联互通和有序共享,让一切数据都"有迹可循、有据可查",可以实现对各级医疗机构和药店的直接监控。通过与公安部门数据共享,形成工作合力,高压打击欺诈骗保行为。通过部署医保管理类规则库、临床诊断规则库、药品规则库和诊疗项目规则库等各类智能监管规则库,倒逼医疗机构加强基金安全管控,有效促进医保基金协同监管。2018—2021年,全国共检查定点医药机构超过240万家次,处理近115万家次,累计追回医保基金583亿元。

### (三) 开展一站式医疗付费

为实现国家关于推动一站式医疗付费模式的要求,各地通过建设云平台,打通卫生健康、民政、医保等政府部门,医疗机构以及商业保险公司等之间的信息壁垒,真正实现一次就医、一次付费、一张单据。宁夏以健康扶贫一站式结算平台为基础,通过大数据、云计算等手段,整合医保、商保、民政、残联、扶贫等机构医疗费用报销补助政策,实现先诊疗、后付费的一站式即时结算支付方式。安徽蒙城县构建医保信息化综合服务平台,实现省内住院基本医保、大病保险、民政救助、政府兜底等结算一站式服务,在一张结算单上结算全部补偿信息。

## 五、药品管理信息系统

随着计算机网络和信息技术的日益发展,药品流通领域中的医疗机构、生产或经营企业和药品监督管理部门,各自构建了较为完善的信息系统,显著提高了药品流通、采购和监管效率。医疗机构与药品供应商的资金和信息交换业务,逐步从传统的纸质单据手工传递模式发展为通过信息化手段实时动态监管药品采购和供应。自2009年国家实施基本药物制度以来,各地积极建设基本药物集中招标采购平台或政府建立的非营利性网上招标采购系统,面向基层医疗卫生机构、药品生产和经营企业,提供药品采购、配送、结算服务。我国药品电子监管工作始于2001年,2008年建立全国统一的药品电子监督管理网络,分类分批对药品实施电子监管,即利用现代信息、网络、编码技术,下发给药品生产企业每一件药品唯一的"电子身份证",并对药品流通过程实施电子监控。药品招标采购信息平台实现全覆盖,形成一套监管网络、一个数据中心、多个监管应用系统的药物统一监管平台。国家和省级药品招标采购信息平台已全部联通运行,编制了17万条药品编码和30万余条耗材编码,初步开展业务监管和统计分析。原国家食品药品监督管理总局完善国家药品不良事件聚集性信号预警平台,通过定期对国家药品不良反应监测数据库进行扫描,自动预警药品不良事件聚集性信号,实现预警信号共享和联动处置,确保及时识别和控制风险,切实维护人民群众用药安全。

## 六、基层卫生信息系统

### (一) 信息化助推基层卫生业务全面管理

基层卫生服务内容以慢性病、多发病和常见病为主,旨在满足居民基本医疗和公共卫生方面的需求。在业务管理方面,国家通过"中西部村卫生室信息化建设项目"和"基层医疗卫生机构管理信息系统建设项目",推动基层卫生服务机构应用信息技术开展基本医疗、基本公共卫生、电子健康档案建立与管理等日常业务工作。目前,全国范围内已有 79% 的社区卫生服务中心(站)及乡镇卫生院、44% 的村卫生室安装了基层信息系统。在经济相对发达的地区,基层卫生信息系统不仅满足基层医生日常工作需要,还满足卫生行政管理者决策支持的需要、公众便捷实惠的需要。如上海"1+1+1 云平台"的费用控制和流向分析功能可实时监控基层诊疗费用增长、分析就医流向,为行政管理者规范医疗行为、配置卫生资源提供数据支撑;延伸处方功能实现基层和三级医院的上下联动,让居民在社区就能开到在三级医院才能开具的药品,减轻了居民的医疗负担和时间损失。厦门市民健康信息系统融合了诊疗管理、双向转诊、诊间预约、慢性病管理、家庭医生签约管理等功能,支撑市民健康档案、体检及诊疗记录查询、签约居民的在线管理以及家庭医生签约居民线上续方,实现了厦门市居民全程化信息管理,达到惠民便民的良好效果。

### (二) 开展基层卫生智能化应用

智能化应用是基层卫生信息化建设发展到一定程度的产物,是以数据为基础、以信息技术为工具、以辅助基层决策为目的的高端应用。各地对智能化应用展开了积极的探索。安徽省通过电子处方集,结合不同人群的性别、年龄、疾病史等人口特征信息,为基层医生自动推荐常用药组合,控制基层地区激素用量,提高合理用药水平。同时,该系统提供以问题为导向的学习方式,帮助基层医生提升诊疗水平。北京市方庄社区卫生服务中心开发临床辅助决策支持系统,可根据主诉词条进行海量数据智能检索,列出可能的诊断;对疑似急重病患者进行特殊标识,提醒基层医生重点关注。厦门市的智能化体现在便民惠民方面,厦门统一配发的电子居民健康卡融合了医保卡、社保卡、市民健康卡、院内就诊卡、妇幼保健手册、儿童计划免疫接种本等功能,实现居民健康卡的跨域通用。同时,居民电子健康卡有相应的虚拟卡,即由二维码代替实体卡,不仅节约发卡的成本,实现线上线下一体化身份认证服务,还能促进医疗卫生服务流程优化,提升居民的用户体验和应用效率。上海市的智能化体现在能实时掌握基层卫生服务的运行状态,从内容上,涵盖战略目标、资金分配、服务人群、家庭医生签约、慢性病管理、双向转诊、延伸处方;从功能上,涵盖预算管理、趋势分析、过程控制、费用管理、缺陷管理和 KPI 评价。通过基层云平台,大到战略目标,小到患者的血压值,每一处都在用数据分析并辅以图形化的展示。异常情况一旦出现,便能及时捕获,为卫生行政管理者在宏观和微观层面了解和监测基层卫生服务运行情况提供科学的数据支撑。

**(三) 基层卫生基础保障建设加速推进**

基层卫生信息化的发展与应用离不开良好的网络和数据共享环境。我国目前有 82.96% 的地区建设了县级以上基层卫生数据中心和机房,建成省级数据中心 2 家、市级数据中心 59 家、县级数据中心 859 家。一些经济发展水平相对高的地区实现了市级共享,并以此为基础展开惠民便民的应用。如上海和厦门已率先实现基层数据的市级共享,基于数据市级共享,上下级医院的诊断及报告可以相互传达,居民通过手机 APP、互联网就能查询健康档案、体检及诊疗记录,线上挂号和续方,为实现为居民提供全生命周期的、连续的健康服务奠定扎实的基础。在资金来源方面,为了保障医疗信息安全和患者隐私,基层卫生信息化建设资金主要来自中央财政专项资金和地方财政投入。

**(四) 基于信息技术促进基层卫生绩效管理**

绩效管理是考核基层卫生服务机构工作实绩的有效工具,具有引导和督促的作用。从考核内容看,涉及公共卫生、基本医疗、家庭医生签约、中医药服务等诸多类别;从考核层级看,有国家级、省级、市级、区级以及机构内部的考核。通过信息化进行绩效管理不仅能够有效节约绩效管理成本,还能增强考核的透明度和真实性。目前,大部分地区采用计算机和人工相结合的绩效考核方式。计算机考核能实时查阅和抽取基层业务数据,通过客观指标的分析比较,对服务数量和服务质量直接评估;人工考核是对计算机考核无法覆盖的范围加以考核的方式。基层卫生信息化程度越高,计算机等信息技术手段与绩效管理的结合就越紧密,考核的效果就越好。如 2018 年上海市基层卫生服务考核体系考核指标具体近 500 项,高达近 800 分,涉及基本医疗、公共卫生、中医药服务、签约服务、服务态度和环境、质量安全、管理以及人员和社会参与、重点工作和信息化评价等内容。正因为上海有强有力的基层信息化做支撑,绩效考核基本能够通过计算机自动完成考核指标的采集、整合、监测、分析和评估,及时发现异常情况并施加干预,这不仅有助于实现各层级的考核和督促目标,还能节约大量考核相关的人力、物力和时间成本,从而集中力量优化服务内容,提升服务质量。

# 第三节 区域全民健康信息平台建设

## 一、国家级全民健康信息平台

国家级全民健康信息平台主要承担省际卫生健康业务协同、数据交换以及与行业外相关国家平台互联互通的作用,具体功能包括:①互联各省(自治区、直辖市)级平台、委属委管医疗机构、国家级业务条线系统;②实现全国的综合全民健康管理;③统筹国家中医药管理、疾病预防控制、妇幼健康、综合监督、计划生育、医疗保障和应急指挥等管理功能;④通过国家级全民健康信息交换层互联国家级基础资源数据库和国家级业务信息平台;⑤通过国家级全民健康信息交换层互联国家级外部系统,以及对外授权实现与有关部门信息系统对接和信息共享。

目前,国家级全民健康信息平台已经实现与 32 个省级平台(含新疆生产建设兵团)互联互通,并接入全国政务信息共享平台。国家级全民健康信息平台集成了公共卫生、医疗服务、医疗保障、药品供应、计划生育、综合管理等业务领域的 18 个重要国家级业务应用系统。《国家医疗健康信息区域(医院)信息互联互通标准化成熟度测评方案(2017 年版)》正式印发,为指导各地规范开展区域(医院)信息互联互通标准化建设、推进国家医疗健康信息互联互通和共享协同提供了重要依据。通过全民健康保障信息化工程一期项目建设,全国 7 000 多家二级以上公立医院接入区域全民健康信息平台,258 个地级市依托区域平台实现医疗机构就诊"一卡通"。

## 二、省级全民健康信息平台

省级全民健康信息平台主要为本省(自治区、直辖市)卫生健康行政管理机构、各类卫生健康业务机构提供全省(自治区、直辖市)范围内的综合全民健康信息管理服务。主要承担功能:①联通下辖各地市级、区县级全民健康信息平台;②实现全省(自治区、直辖市)的综合全民健康管理;③依托省(自治区、直辖市)级全员人口信息数据库实现辖区内计划生育服务和管理;④通过省(自治区、直辖市)级全民健康信息交换层互联省(自治区、直辖市)级外部系统;⑤通过国家级全民健康信息交换层互联各省级平台,满足跨省(自治区、直辖市)业务协同需求。

在国家全民健康信息化政策的带动下,各地政府牵头进行区域全民健康信息化建设的探索与实践,推动以全员人口信息数据、电子病历数据、电子健康档案数据共享为核心的区域全民健康信息平台建设。目前,全部 31 个省份及新疆生产建设兵团均已建成省级全民健康信息平台,实现全民健康信息实时采集与共享交换,实现区域内医疗卫生健康业务协同,服务综合管理与科学决策。如贵州省以"云上贵州"平台专有域为基础,推进"医疗健康云"建设,初步建成省全民健康信息基础平台和全员人口、健康档案、电子病历等基础数据库,初步建成全员人口、妇幼健康服务、疾病控制、免疫规划、职业健康、卫生监督、计划生育等业务应用系统,在全国率先建成覆盖省市县乡四级公立医疗机构的远程医疗服务体系,全省远程医疗服务总量超 160 万例次,节约各类费用约 6.1 亿元,成为全国区域整体推动服务体系建设的国家级样板。天津市建设天津市健康医疗大数据超级平台,集成全市健康医疗大数据资源。2019 年 3 月启动天津市健康医疗大数据平台建设,已完成机柜、服务器、集中存储、交换机路由器及基础信息安全建设,具备数据存储和系统运行条件,三级医疗机构全量数据和部分新建系统已部署应用。截至 2020 年年底,天津市完成全市 42 家三级医院、34 家二级医院、3 家公共卫生机构的硬件、网络部署,并开展数据采集和治理,同步实施居民电子健康档案、妇幼信息、药品采购等信息汇聚。重庆市完成市-区(县)两级全民健康信息平台基础建设,平台基础功能不断完善,市级基本完成数据采集交换、规范上报共享、信息资源目录、居民健康卡注册管理、信息安全、大数据应用支撑等平台基础类功能建设。持续优化网络基础设施,加快推进"互联网 + 医疗健康"服务"一张网"优化升级,实现全市 7 557 家医疗卫生机构专网接入。健康医疗大数据资源汇集体系日益完善,初步建立全市健康医疗大数据基础体系和基础资源数据库,建成全市统一的医疗机构数据平台,接入公立医院 227 家、民营医院 17 家,基本实现公立医院实时监测全覆盖。建成全市卫生健康数据交换与共享系统,梳理卫生健康政务信息资源 11 000 余条,汇集数据 251 亿条,其中全员人口家庭档案 3 600 多万份,电子健康档案 3 300 多万份,电子病历 2 500 多万份,重庆全市健康医疗大数据资源中心初具规模。

## 三、地市级全民健康信息平台

地市级全民健康信息平台主要为地市级卫生健康行政管理机构和领导层、全民健康业务管理机构和领导层提供辖区范围内的综合全民健康信息管理服务。地市级平台主要承担:①通过地市级全民健康信息交换层互联所辖区域卫生健康机构或区县级全民健康信息平台,采集所辖范围内卫生健康机构全民健康服务数据并通过技术手段保证数据质量;②以电子健康档案为核心实现区域信息整合共享,实现电子病历与电子健康档案实时更新;③联通区域内各类卫生健康机构的信息系统,支持区域内医疗卫生人员绩效考核、卫生健康服务监管、药物使用监管等精细化管理;④通过地市级全民健康信息交换层互联省市级全民健康信息交换层,实现两级平台医疗全民健康数据资源交换,借助两级平台交换,实现跨地域信息共享与业务协同;⑤建立健康门户。

### 四、区县级全民健康信息平台

各地根据服务人口数量和地域特点,因地制宜、合理规划,建设区县级全民健康信息平台,向区域范围内机构提供各类信息共享和业务协同服务,向所辖居民提供全民健康服务。

在人口较密集、医疗卫生机构数量较多的区县,可参考地市级全民健康信息平台,建立区县级全民健康信息平台。人口较少、卫生健康机构数量较少的区县,可考虑卫生健康机构直接连接地市级平台。县级平台可直接连通省市级平台并借助两级平台对接,满足跨区域业务协同。中国人口与发展研究中心的调研数据显示,全国有 485 个(22.03%)县级行政区建设基于居民电子健康档案的区域全民健康信息平台,县(区)平台与上级平台的联通率为45.31%。

## 第四节　互联网＋医疗健康

"互联网＋医疗健康"是以互联网为载体,以信息技术为手段(包括移动通信技术、云计算、物联网、大数据等),与传统医疗健康服务深度融合而成的一种新型医疗健康服务业态的总称。近年来,"互联网＋"医疗健康行业已经开始深度融合,在国家政策及技术发展的共同推动下,我国"互联网＋医疗健康"服务已逐步开展,在医疗服务、卫生管理、居民管理等方面逐步发挥重要支撑作用。2020 年年底,国家卫健委等部门印发《关于深入推进"互联网＋医疗健康""五个一"服务行动的通知》,要求推动"一体化"共享服务、"一码通"融合服务、"一站式"结算服务、"一网办"政务服务、"一盘棋"抗疫服务。全国各地积极落实相关要求,聚焦群众看病就医的急难愁盼问题,持续推动便民惠民服务向纵深发展。

### 一、互联网＋医疗服务

截至 2021 年上半年,全国已经设置审批 1 600 余家互联网医院,初步形成线上线下一体化的医疗服务模式。9 100 多家医院开展远程医疗服务,2 400 多家医联体牵头医院建立远程医疗中心,城市大医院的优质医疗资源通过远程医疗服务不断向基层下沉。截至 2021 年上半年,远程医疗服务县(区、市)覆盖率达到 90% 以上,832 个脱贫县全覆盖。此外,在新冠病毒感染疫情防控常态化趋势下,互联网诊疗服务在保证患者医疗服务需求、缓解医院线下医疗服务压力、减少人员聚集、降低交叉感染等方面均发挥着积极作用。

2021年10月,国家卫健委医政医管局就《互联网诊疗监管细则》向社会公开征求意见,从医疗机构监管、人员监管、业务监管、质量安全管理、监管责任等方面进一步细化监管要求,规范互联网诊疗行为。国家卫健委"互联网+监管"系统基本建成,包括"监管大数据系统""风险预警系统""可视化决策分析系统""监管门户"等,通过信息互联、数据互通共享、决策辅助分析等方式,达到完善互联网诊疗服务监管、风险预警的目的。我国30个省份已建立省级互联网医疗服务监管平台,实现了对辖区内医疗机构互联网诊疗活动的监管。

四川绵阳市强化建设市县两级卫生健康信息平台、数字化医院,构建线上线下闭环服务,实现优质医疗资源共享和跨区域远程诊断,探索"互联网+智慧医疗"应用。湖北宜昌通过"互联网+"与家庭医生服务的融合,搭建智能化慢性病管理平台与可穿戴设备,增强了家庭医生的服务能力,提升了百姓在基层医疗机构的服务获得感。宁夏改革创新"互联网+医疗健康"新业态,推进了"一码通"数据治理新机制,在全区二级以上医疗机构全面推行电子健康码应用,各级医疗机构诊前、诊中、诊后就医服务流程优化贯通,远程影像中心20分钟即可完成影像上传、诊断、发送报告的全过程。北京协和医院用身份证替代就诊卡"一卡通",通过"云上协和"提供线上咨询、线上诊疗、药品配送到家等服务,提高了医疗效率,降低了患者的就医成本。

## 二、互联网+卫生管理

湖北宜昌在"互联网+"的支撑下,通过建立区域统一平台,实现区域内信息的互联互通,优化区域内的医疗卫生资源配置。四川高县强化系统支撑,提升一网通办能力,已全面完成一体化平台系统基础配置,确保事项认领率、实施清单发布率、异常事情清单修改率100%。江西省开展电子证照建设,出生登记只需要一次提交15项基本信息就可以实现"一链联办"。

## 三、互联网+健康管理

全国各地积极落实"互联网+医疗健康"政策文件要求,充分运用互联网、大数据等信息技术拓展医疗服务空间和内容,持续推动"互联网+健康管理"发展。贵州省强化"互联网+医疗健康服务",县级以上医疗机构广泛提供移动支付、分时段预约挂号、检查检验报告查询及在线咨询服务,创新提供"互联网+生育登记""互联网+糖尿病管理"等便民惠民服务,有效提升群众健康服务获得感、幸福感和安全感。天津市建成全市"互联网+医疗健康"统一平台,上线"健康天津"APP,实现三级医院"一键登录,统一预约"全覆盖,向群众提供电子健康码发放、预约挂号、医疗资源查询、家庭医生服务预约、健康档案信息开放等便捷化服务。浙江杭州市建立了联通北京、上海等地38家知名医院的跨省转诊预约平台,患者可在市级医院直接预约全国知名专家,并享受医保报销。智慧医疗为"小毛病有人看,医疗费用有保障,疑难杂症帮忙转"的杭州市医养护一体化分级诊疗模式提供了支撑平台。为改善患者就医体验,全市统一发行健康卡取代自费患者就诊卡,研发市民卡和健康卡的"诊间结算"专有技术,实现在医生诊室直接进行医保和自付部分的费用结算;进而推出医技检查诊间预约,诊间结算的患者可在医生诊室直接预约医技检查,以往繁杂的就诊流程被集中在医生诊室一站式完成。此外,还推出"出入院床边结算",以及基于市民卡和健康卡的"全院通"智慧快速结算,覆盖医技科室和停车、就餐等院内所有收费环节,破解了患者在院内反复排队缴费的问题。2017年杭州市积极探索与"智慧城市"建设相配套的居家养老服务新模式——"智慧养老"项目,以公开招标方式产生市级"智慧养老"监管平台和服务商资格库,通过搭建信息服务平台、发放智能化终端,为老年人提供三类共13项服务,杭州市老年人凭免费领取的设备,轻点按键就能享受"智慧养老"服务。杭州以搭建统一的智能监管评价体系为突破口,以"市场化+"引导支持民间资本和社会力量进入养老服务领域,以"互联网+"支持鼓励服务商运用新技术新业态构建智慧养老服务网络。

## 第五节  健康医疗大数据建设与应用

近年来,健康医疗大数据的应用价值越来越受到卫生健康行业的重视与关注。从定义的明确,到国务院将健康医疗大数据应用发展纳入国家大数据战略布局,健康医疗大数据的战略地位在短短几年间发生了极大的变化。

2016年,为推进和规范健康医疗大数据的应用发展,福建省、江苏省及福州、厦门、南京、常州被确定为健康医疗大数据中心与产业园建设国家试点工程第一批试点省市。2017年,国家启动第二批健康医疗大数据中心试点,试点在山东、安徽、贵州三个省开展。此前规划的"1+7+X"即1个国家数据中心、7个区域数据中心、X个应用发展中心,被调整为"1+5+X"。从地域来看,除了贵州拥有领先的大数据优势而被确定为健康医疗大数据中心建设试点省份外,其余全部集中在华东地区。2018年,国家确定东、西、南、北、中五大健康医疗大数据区域中心,分别位于江苏、贵州、福建、山东和安徽。江苏为东部中心,贵州为西部中心,福建为南方中心,山东为北方中心,安徽为中部中心。为落实国家战略部署,打造国家健康医疗大数据中心,国家卫健委牵头筹建了三大健康医疗大数据集团,参与承建、运营健康医疗大数据中心。随着国家健康医疗大数据中心试点名单的发布,各试点省市加快健康医疗大数据中心的建设。我国健康医疗大数据应用在临床、医疗保险、科学研究、行业治理、公共卫生、服务居民等方面均取得了一定成果,初步形成了示范带动作用。

## 一、健康医疗大数据促进临床应用

在临床医疗领域,健康医疗大数据所发挥的作用主要体现在为医生的临床医疗决策提供科学参考,协助医生做出最佳的诊断和治疗。得益于对非结构化数据分析能力的日益加强,临床决策支持系统在大数据分析技术的帮助下变得更加智能。例如基于认知计算、深度学习、计算机视觉、自然语言处理等技术应用于影像辅助诊断、病理辅助诊断及全科辅助决策等。现阶段,辅助诊断的核心在于为医生提供病灶性状描述、自动生成报告、精准定位病灶,降低漏检风险;利用临床心脏影像大数据支持的人工智能和先进计算,实现个性化的治疗;利用机器学习对临床数据建模,实现疾病的预测、康复和临床决策支持等。

国家健康医疗大数据研究院利用大数据+深度学习技术实现了色素性皮肤病的计算机辅助诊断。为了让计算机能精准地识别疾病的特征,研究人员采取了大数据+深度学习技术,通过构建由海量色素性皮肤病图像所组成的训练集,训练对病种进行识别和分类的计算机神经网络。利用训练后的神经网络,患者只需要通过智能手机对病患处进行拍照并上传至大数据分析平台,平台会自动对照片进行预处理增强,并利用图像特征提取技术对病患处的特征进行提取,依据这些特征计算机就可以对疾病进行智能化分类和初步诊断。

## 二、健康医疗大数据促进医学科学研究

通过大数据分析利用,开展疾病诊断与预测、临床试验数据的分析与处理、针对重大疾病识别疾病易感基因、为极端表型人群提供最佳治疗路径等。如应用大数据挖掘分析技术,深化国际医药科技计划研究与应用成效,提高危害人民健康的重大疾病的预防和诊疗水平。通过挖掘患者数据来评估和招募患者是否符合试验条件,并进一步找出最合适的临床试验基地,从而加快临床试验进程等。

此外,通过支持研制、推广数字化健康医疗设备,促进健康医疗智能化装备产业升级,形成新业态和新经济增长点。在生物医药领域可以利用大数据有效缩短药品研发周期,加速药物研发,同时提高药效、减少副作用。还可以利用大数据技术实现药物疗效分析和药物副作用的监测。通过搜集并分析服药人群健康体征、服药记录、临床疗效等数据,分析药物在投放市场后的治疗效果,发现药物安全信号,以此促进药物的改良,提升药效以及用药安全性。

### 三、深化健康医疗大数据行业治理

在医疗行业和机构的管理领域,通过各种统计和分析,让管理者从多个角度全局性地掌握医疗机构运营的总体情况,有效进行成本控制,为管理者进行科学化、合理化的决策提供强有力的数据支持,从而提升医疗机构的运营管理水平。基于健康医疗大数据能够开展更加精确的分级诊疗监测评估,通过整合与挖掘不同层级、不同业务领域的健康医疗数据以及网络舆情信息,综合分析医疗服务供需双方特点、服务提供与利用情况及其影响因素、人群和个体健康状况及其影响因素,预测未来需求与供方发展趋势,发现疾病危险因素,为医疗资源配置、医疗保障制度设计、人群和个体健康促进、人口宏观决策等提供科学依据。此外,大数据分析还可揭示分级诊疗实施的影响因素,为医疗资源配置、分级诊疗的监测评估工作提供科学依据,识别并对比分析关键绩效指标,快速了解各地政策执行情况,及时发现问题、防范风险。

以深化医药卫生体制改革为例,大数据为医改提供了方法论,大数据的记录、分析和重组揭示了事物之间的关联和真相。解决这些问题的方法路径深深埋藏在分散于各个地区、部门繁纷复杂的大数据之中,通过大数据分析能为行政政策的制定、完善提供科学依据。健康医疗大数据还有助于健全公共卫生、医疗、药品、耗材等构成及变化趋势的监测机制,促进医疗、医保、医药联动,增强全面深化医改的系统性、整体性和联动性。

### 四、健康医疗大数据应用助力提升居民获得感

通过对居民就医行为、习惯的大数据分析,优化诊疗服务流程,使公众看病更方便。"就医难"是国内医疗面临的最大问题。以互联网为载体,涵盖医疗资源查找与匹配、网上挂号、在线问诊、远程诊疗、医药电商、移动医疗等领域的就医过程,不但能优化就诊流程,缩减等待时间,还能有效提升患者就医体验。

在疾病预测、早期干预方面,健康医疗大数据使对疾病早期甚至可能发病因素的干预、治疗成为可能。通过建立个人健康信息档案,从信息记录到治疗,医院会对患者以往身体健康信息进行整理和分析,最终详细掌握患者病情,并制定准确的治疗方案,信息的全面性以及信息分析判断的准确性,使患者健康有了保障。另外,居民还可以借助设备,使自己的健康信息处于被监控状态,当处于不健康状态或有患病迹象时,设备会发出预警信号。健康医疗大数据收集的不仅是普通民众的健康信息,还有患者的信息,这些信息都会成为病症研究的参考依据,为未来患者痊愈提供指导。

借助大数据手段,对居民健康危险因素进行分析,开展居民健康管理服

务、个性化健康保健指导,使居民能在社区及家庭得到连续性的健康服务。传统的医疗模式以疾病、医院、医生三要素为核心,在此过程中,患者完全被动,一旦离院,其健康状况则无人监管,病情反复、出现并发症等情况屡见不鲜。此种健康管理模式已远不能适应当前居民日益增加的健康需求。伴随人口老龄化及多种慢性病的复合健康需求压力,公众的健康管理模式也须逐步升级。在"互联网+"和大数据相关技术驱动下,数字化和个性化的医疗健康服务模式成为可能,"人"已然成为健康管理解决方案的中心。一方面,患者能时刻查询自己的体征指标,并根据身体情况与专属的专业健康管理人员交流,获得就医指导,全面了解自身健康状况;另一方面,专业健康管理人员能够通过数据分析、挖掘,了解服务对象全面持续的健康指标,有利于主动提供个性化医疗决策。

# 第六节　保障体系建设

## 一、政策机制

### (一)顶层设计进一步完善、实施路径更加清晰

全民健康信息化是卫生健康事业发展和全面深化应用的重要基础。目前,我国全民健康信息化顶层设计进一步完善,实施路径更加清晰。为指导和规范全民健康信息化工作,国家颁布了一系列战略规划,对统筹推动全民健康信息化健康发展起到了关键作用。为落实新医改的要求,国务院从"大数据""互联网+""数据要素X""人工智能+""信息惠民"等多角度出台了系列政策文件,从信息技术产业角度出发,加大云计算、大数据、物联网、移动互联网、人工智能等技术的研发力度,并将健康医疗列为重要的应用场景。国家卫健委出台配套政策,从战略规划、系统建设、系统功能规范等方面对信息化进行指导、鼓励和规范,为全民健康信息化的发展指明方向,促进健康医疗领域的信息化建设和应用。

1. 总体战略规划　战略规划方面,在明确全民健康信息化总体框架的基础上,设定重点建设领域,有序推进信息化建设。2022年,国家卫健委出台《"十四五"全民健康信息化规划》(以下简称《规划》),提出以数据资源为关键要素,以新一代信息技术为有力支撑,以数字化、网络化、智能化促进行业转型升级,重塑管理服务模式,实现政府决策科学化、社会治理精准化、公共服务高效化,为防范化解重大疫情和突发公共卫生风险、建设健康中国、推动卫生健康事业高质量发展提供坚强的技术支撑。

(1)总体要求:《规划》确立了"十四五"全民健康信息化发展的指导思想与基本原则,并明确了"十四五"全民健康信息化工作的发展目标。到2025

年,初步建设形成统一权威、互联互通的全民健康信息平台支撑保障体系,基本实现公立医疗卫生机构与全民健康信息平台联通全覆盖。加速推进高速泛在、云网融合、智能敏捷、集约共享、安全可控的全民健康信息化基础设施建设。依托国家电子政务外网、互联网、光纤宽带、虚拟专线和5G等网络建设完善卫生健康行业网。全民健康信息化统筹管理能力明显增强,全国医疗卫生机构互通共享取得标志性进展,二级以上医院基本实现院内医疗服务信息互通共享,三级医院实现核心信息全国互通共享。全员人口信息、居民电子健康档案、电子病历和基础资源等数据库更加完善。数字健康服务成为医疗卫生服务体系的重要组成部分,每个居民拥有一份动态管理的电子健康档案和一个功能完备的电子健康码,推动每个家庭实现家庭医生签约服务,建成若干区域健康医疗大数据中心与"互联网＋医疗健康"示范省,基本形成卫生健康行业机构数字化、资源网络化、服务智能化、监管一体化的全民健康信息服务体系。

（2）主要任务:《规划》从八个方面提出了全民健康信息化工作的主要任务:一是集约建设信息化基础设施支撑体系。统筹推动全民健康信息平台建设,完善国家全民健康信息平台功能,加强省统筹区域全民健康信息平台建设,构建传染病监测预警与应急指挥信息平台,全面推进医院信息化建设提档升级。二是健全全民健康信息化标准体系。逐步形成统一权威、全面协调、管理规范、自主可控的全民健康信息化标准体系,完善全民健康信息化应用基础标准,加强全民健康信息化标准应用推广,深化全民健康信息化标准服务管理。三是深化"互联网＋医疗健康"服务体系。完善"互联网＋医疗健康"服务体系,拓展"互联网＋医疗健康"服务,加强"互联网＋政务服务",规范服务保障与监管体系。四是完善健康医疗大数据资源要素体系。加强健康医疗大数据创新应用与行业治理,强化数据全流程质控和数据治理,推进健康医疗大数据中心建设。五是推进数字健康融合创新发展体系。加快数字健康发展和新型基础设施建设,构建数字健康战略发展新格局,重塑数字健康管理服务新模式,培育数字健康经济产业新业态,提升数字健康行业治理新水平。六是拓展基层信息化保障服务体系。强化基层信息化便民服务,强化基层信息化基础设施建设保障,强化基层综合服务监管体系建设。七是强化卫生健康统计调查分析应用体系。持续完善统计调查体系,加强统计数据质量控制,强化统计数据共享应用,全面提升统计监督效能。八是夯实网络与数据安全保障体系。全面落实网络安全和数据安全相关法规标准,完善网络安全和数据安全责任体系和管理制度,构建卫生健康行业网络可信体系。

（3）优先行动:在不断夯实信息化基础设施建设,持续推进"互联网＋医疗健康"便民服务与健康医疗大数据应用发展的基础上,通过优先开展一批行动,着力在信息互通共享、健康中国建设、重点人群智能服务等方面取得突破性进展,推动全民健康信息化向数字健康跃升,增强人民群众获得感、幸福感和安全感。一是互通共享三年攻坚行动,二是健康中国建设(行动)支撑行动,三是智慧医院建设示范行动,四是重点人群智能服务行动,五是药品供应保障智慧监测应对行动,六是数字公共卫生能力提升行动,七是"互联网+中医药健康服务"行动,八是数据安全能力提升行动。

(4)组织实施:为保障《规划》目标的实现与任务的落实,《规划》提出了加强组织领导,强化统筹协调,完善规章制度,健全政策体系,加强队伍建设,强化人才支撑,严格监督评估,强化任务落实,深化国际交流,实现共赢发展等保障措施。

2. 大数据应用发展战略　信息技术与经济社会的交汇融合引发了数据迅猛增长,数据成为国家基础性战略资源,大数据正日益对全球生产、流通、分配、消费活动以及经济运行机制、社会生活方式和国家治理能力产生重要影响,大数据成为推动经济转型发展的新动力、重塑国家竞争优势的新机遇以及提升政府治理能力的新途径。

为深化健康医疗大数据的发展和应用,2015年国务院发布《促进大数据发展行动纲要》,指出"构建电子健康档案、电子病历数据库,建设覆盖公共卫生、医疗服务、医疗保障、药品供应、计划生育和综合管理业务的医疗健康管理和服务大数据应用体系"。2016年国务院办公厅发布的《关于促进和规范健康医疗大数据应用发展的指导意见》明确指出,"到2020年,健康医疗大数据相关政策法规、安全防护、应用标准体系不断完善,适应国情的健康医疗大数据应用发展模式基本建立"。

2018年,基于健康医疗大数据服务新模式新业态蓬勃发展以及"互联网+医疗健康"加快推广应用,在方便群众看病就医、提升医疗服务质量效率、增强经济发展新动能方面发挥了重要作用,国家相关部委特别是卫生系统密集出台了多项政策对健康医疗大数据的应用发展加以规范引导。其中,2018年4月国务院办公厅发布的《关于促进"互联网+医疗健康"发展的意见》以及2018年7月国家卫健委发布的《国家健康医疗大数据标准、安全和服务管理办法(试行)》,对健康医疗大数据的应用发展起到了规范和推动作用。

2020年初,新冠病毒感染疫情暴发,重大突发公共卫生事件的复杂性与不确定性给国家治理体系和治理能力提出了严峻考验,应对突发公共卫生事件,基于大数据防疫的精准决策、精细管理、精致服务、精确监督发挥着重要作用,实现了数据赋能,也在一定程度上推动了健康医疗大数据的深化应用。2020年2月,国家卫健委、中央网信办、国家医保局密集出台相关政策,鼓励疫情期间医疗服务机构强化数据采集分析应用、积极开展远程医疗服务、规范互联网诊疗咨询、积极打通互联网医疗的医保支付通道,同时要严格保障个人信息安全,严厉打击违法收集、使用、公开个人信息的行为。此外,2020 年 12 月,国家卫健委发布《关于深入推进"互联网 + 医疗健康""五个一"服务行动的通知》,聚焦人民群众看病就医的"急难愁盼"问题,持续推动"互联网 + 医疗健康"便民惠民服务向纵深发展,推进"一码通"融合服务,破除多码并存、互不通用的信息壁垒,推进"互联网 + 医疗健康"可持续发展。

数据采集方面,国家政策目前还只是面向公立医疗机构和政府部门,通过电子病历、数据报表等方式进行采集,没有强制的约束性政策。数据开放共享方面,国务院关于政务信息公开有相应的规定,颁布了《政务信息资源共享管理暂行办法》《政务信息资源目录编制指南(试行)》,明确公共部门的政务信息资源对外公开范围,然而政务资源只占健康医疗大数据的一小部分,大部分医疗数据开放还没有相关规定。国家卫生健康委《关于进一步推进以电子病历为核心的医疗机构信息化建设工作的通知》(国卫办医发〔2018〕20 号)中虽然明确要求"大力推进电子病历信息化建设,努力为人民群众提供全方位全周期的健康服务",但电子病历的建设工作还是集中在诊疗服务环节、临床决策支持、院内系统整合联通上,对于医疗数据向院外、向非医疗业务的开放则没有提及。当前,国家政策并未对健康医疗大数据资源进行严格定义,缺乏公认的目录体系和管理办法。相应的,分级分类、权属规定、开放义务这类数据资源管理规定就缺少依据。

在健康医疗大数据技术创新促进方面,国家出台了多项政策,如《"互联网 +"人工智能三年行动实施方案》(发改高技〔2016〕1078 号)将医疗健康作为智能终端应用能力提升工程、智能可穿戴设备发展工程等多项重点工程的重要应用场景。国务院《关于印发新一代人工智能发展规划的通知》(国发〔2017〕35 号)中,将"智能医疗、智能健康和养老"作为利用人工智能发展"智能社会"的重要组成部分。目前,国家政策支持的健康医疗大数据技术都有一定的先导性,相应的技术处于探索期,能够落地的技术还不够成熟,需要一定的转化时间和商业模式支持。健康医疗本身应用场景众多、业务复杂,应该构建适合自身业务发展的技术创新体系。

在健康医疗大数据应用方面,除国家卫健委推动建设的信息平台和业务系统外,最主要还是配合国家"互联网 +"政策。国务院 2015 年发布《关于积极推进"互联网 +"行动的指导意见》(国发〔2015〕40 号)后,全国各行各业都在试水"互联网 +"行动,尤其是移动互联网的普及,使传统线下业务能够在线上开展,大幅提高效率。健康医疗领域是"互联网 +"的主要应用领域。2018 年国务院办公厅《关于促进"互联网 + 医疗健康"发展的意见》(国办发〔2018〕26 号)、国家卫健委《关于深入开展"互联网 + 医疗健康"便民惠民活动的通知》(国卫规划发〔2018〕22号)、国家卫健委《关于深入推进"互联网+医疗健康""五个一"服务行动的通知》(国卫规划发〔2020〕22号)对卫生系统开展"互联网+"服务做了详细的任务分工。目前的健康医疗大数据应用还处于初级阶段,以"互联网+医疗健康"为代表的应用更多的不是在大数据基础上开展更高级的分析和利用,而是对原先的业务进行优化,本质上还是在数据的积累阶段,尚未深挖数据的价值。

**(二) 政策规划涉及领域更加全面、系统、前沿**

政策规划从全民健康信息化建设与联通、便民惠民服务、支持业务应用等各个方面对全国全民健康信息化建设进行了具体指导和规范,涉及领域更加全面、系统、前沿,对全民健康信息化规划落地起到了重要作用。

1. 信息化建设与联通 在信息化建设与联通政策方面,2016年《省统筹区域人口健康信息平台应用功能指引》明确了省、市、县平台的具体功能,促进平台规范建设;2018年和2019年针对目前医疗卫生机构信息化建设现状,着眼未来5~10年全国医疗卫生机构信息化建设、应用和发展要求,国家卫健委发布《全国医院信息化建设标准与规范(试行)》和《全国基层医疗卫生机构信息化建设标准与规范(试行)》等文件,对医疗卫生机构信息化建设的主要应用内容和建设要求进行规范。

2. 信息化支撑便民惠民 推动医改落地见效,实现惠民惠医惠政。2016年国务院发布《关于促进和规范健康医疗大数据应用发展的指导意见》,提出发展智慧健康医疗便民惠民服务。2017年《"十三五"全国人口健康信息化发展规划》提出以提高人民群众获得感、增强经济发展新动能为目标,大力加强人口健康信息化和健康医疗大数据服务体系建设,推进智慧医疗便民惠民工程。2018年《关于促进"互联网+医疗健康"发展的意见》提出为参保人员提供更加便利的服务,健全基于互联网、大数据技术的分级诊疗信息系统,推动各级各类医院逐步实现电子健康档案、电子病历、检验检查结果的共享,以及在不同层级医疗卫生机构间的授权使用;同年,《关于深入开展"互联网+医疗健康"便民惠民活动的通知》提出"互联网+医疗健康"便民惠民的10项服务和30条具体措施。2020年《关于深入推进"互联网+医疗健康""五个一"服务行动的通知》提出新形势下持续推动"互联网+医疗健康"的便民惠民服务措施。

3. 信息化支持医院信息化建设规范发展 《医院信息平台应用功能指引》,明确了医院信息平台建设的惠民服务、医疗业务、医疗管理、运营管理、医疗协同、数据应用、移动医疗、信息安全、信息平台基础等的122项具体功能。在此基础上,《医院信息化建设应用技术指引(2017年版)》印发,以推进和规范二级以上医院的信息化建设,促进和提升医院信息化技术应用水平,并可以为医疗服务应用方、技术提供方、技术研究方提供技术建议和支撑。以电子病历为核心的医院信息化建设,是现代医院管理制度建立的重要支撑和保障,2017年《电子病历应用管理规范(试行)》印发,为规范电子病历临床使用与管理、促进电子病历有效共享提供指引。2020年《医院智慧服务分级评估标准体系(试行)》《医院智慧管理分级评估标准体系(试行)》等文件印发,推动医疗机构应用信息化技术优化医疗服务流程,构建智慧医疗、智慧服务、智慧管理"三位一体"的智慧医院。2022年,国家卫健委等四部门联合印发《医疗机构检查检验结果互认管理办法》,从组织管理、互认规则、质量控制、支持保障、监督管理等方面提出了检查检验结果互认要求,推动实现区域内检验资源共享和结果互认。

4. 信息化推进基层卫生信息化建设发展　伴随国家基本公共卫生服务、家庭医生签约服务、县域医共体建设、"互联网＋医疗健康"、基层远程医疗、电子健康档案开放应用等基层卫生系列改革举措的创新推动和深入实施,信息化的重要支撑作用在基层得到高度关注,政府和社会加大建设投入,基层卫生信息化得到了长足发展,基础建设得到进一步夯实,业务应用场景更加清晰,基层信息惠民服务效果突出。

（1）基层卫生改革对信息化发展应用提出了明确要求,也指明了发展方向。《关于推进分级诊疗制度建设的指导意见》明确"以强基层为重点完善分级诊疗服务体系""整合推进区域医疗资源共享""加快推进医疗卫生信息化建设",构建分级诊疗制度。

（2）《关于加强基层医疗卫生机构绩效考核的指导意见(试行)》《关于做好2020年基本公共卫生服务项目工作的通知》要求各地加强基层卫生机构信息化建设,"鼓励有条件的地方进一步建立健全基层卫生绩效考核信息系统""加强大数据处理技术、统计分析技术、互联网技术等现代信息技术在绩效考核中的应用""逐步实现绩效考核信息互联互通""确保考核数据客观真实"。

（3）《国务院办公厅关于促进"互联网＋医疗健康"发展的意见》提出全面发展和完善"互联网＋"公共卫生服务、"互联网＋"家庭医生签约服务体系。《"十三五"全国人口健康信息化发展规划》将"基层信息化能力提升工程"作为5大重点工程之一,要求不断加强基层健康信息化建设,完善基层信息管理系统。《"十四五"全民健康信息化规划》提出拓展基层信息化保障服务体系,坚持以基层为重点,加快补齐基层医疗信息化短板,融通汇聚县域内数据,强化数据分析运用,推动基层卫生健康信息化综合治理能力显著提升。《紧密型县域医共体信息化建设指南及评价标准》《全国基层医疗卫生机构信息化建设标准与规范(试行)》等标准发布,结合业务发展方向,发挥顶层引领作用,为各地基层卫生信息化建设提供指导。

## 二、组织结构

### (一)卫生健康行政机构

包括国家、省、地市、区县等各个层级的全民健康信息化工作行政管理机构。国家卫生健康委设有信息化工作领导小组,负责统筹全国全民健康信息化建设工作,组织制定全国全民健康信息化的方针、政策、规划和标准,对重大技术、管理问题和部门关系进行协调。领导小组下设办公室,负责规划设计、日常组织协调、项目实施监督和检查等工作。

2018年3月,经国务院机构改革组建的国家卫生健康委,专门成立规划发展与信息化司,承担健康中国战略协调推进工作,组织拟定卫生健康事业发展中长期规划,指导卫生健康服务体系及信息化建设等。各省卫生健康委成立信息规划处,负责本省卫生健康服务体系及信息化建设等。市区(县)卫生健康行政管理部门主要任务是加强全民健康信息化工作的领导,落实组织机构和人员职责。加强全民健康信息化统筹规划、项目建设管理、标准规范化建设、信息资源整合方面的组织领导,统筹协调发展。各级各类医疗卫生健康机构加强本单位卫生健康信息化的组织领导,落实机构和人员,责任到位,统筹协调各业务部门信息化建设。各区(县)卫生健康管理单位、各级各类医疗机构把卫生健康信息化建设规划列入本部门本单位发展规划,并有组织有计划地实施。

目前,所有省(自治区、直辖市)均成立了全民健康信息化工作领导小组。其中,领导小组的办事机构设在信息化工作行政管理机构的比例最高为89.66%。我国各省级卫生健康行政机构信息化人员数平均为15.29人,在编信息化人员数平均为4.68人。其中,北京、天津、辽宁、贵州、山西、江西、甘肃、浙江、湖南等省级卫生健康行政机构信息化人员数明显高于各省平均值。

### (二)卫生健康信息管理机构

包括各级卫生统计信息管理机构、疾病预防控制机构、卫生监督机构、妇幼保健机构、医院以及社区卫生服务中心(站)、乡镇卫生院和村卫生室等基层卫生服务机构。这些机构在提供医疗、公共卫生等服务过程中,生产了大量卫生信息,负责卫生信息资源的建设与管理工作。国家层面的信息机构主要有国家卫生健康委统计信息中心、卫生健康监督中心、中国医学科学院医学信息研究所、中国疾病预防控制中心公共卫生监测与信息服务中心等。

### (三)卫生健康信息研究机构

主要包括医学信息研究院所、设有卫生信息管理专业的高等院校、学会、协会等,承担卫生信息理论、方法、技术研究,卫生信息标准研制,以及人才培养、学科建设、学术交流合作、技术培训等任务。主要代表机构如中国医学科学院医学信息研究所、吉林大学公共卫生学院医药信息与卫生管理学系、华中科技大学医药卫生管理学院医药信息管理系、中国医科大学健康管理学院、中南大学湘雅医学院医药信息系、中国卫生信息与健康医疗大数据学会、中华医学会医学信息学分会、中国医院协会信息管理专业委员会等。

### 三、协作机制

在全民健康信息化建设过程中,需要业务部门和信息部门共同协作、合力完成。业务部门提供业务指导和需求分析,信息部门提供技术支撑。同时,卫生健康部门与公安、残联、民政、市场监督管理机构、医保等政府其他部门存在协作关系。此外,卫生健康行业内各相关机构也存在协作关系,如医疗机构根据隶属部门向相关行政管理机构提供医疗管理及运营监管信息、医疗机构向相应的医疗保障管理经办机构提供报销信息等。

随着以云计算、大数据、物联网、移动互联网为代表的新一代信息技术的快速发展以及技术与医疗产业的深度融合,健康医疗行业与社会资本的协作也日益密切,政府主导与市场创新充分结合,各自发挥优势,共同推进全民健康信息化建设。在网络基础设施、信息传输介质、标准规范等方面,以银行、通信公司等大型国企的物力资本投入为主,如北京怀柔、平谷等试点区县的医疗机构通过与银行合作,为广大居民发放健康就诊卡。在健康咨询平台、健康管理服务、就医流程优化服务等新生业态方面,各互联网巨头也纷纷参与其中,如宁波市卫生健康委与第三方公司共同开发的全国首家云医院实现线上线下同步运营的健康管理。在保证全民健康信息化建设可持续发展所需的人才、资金等外部资源方面,参与主体以银行等为主,大量金融企业通过风险投资等金融服务的提供参与到全民健康信息化项目建设中。

### 四、人员结构

在全国省级卫生健康行政机构信息化人员学历构成中,博士学历人群占信息化人员总数的 2.21%,硕士占 31.68%,本科占 57.46%。我国绝大多数省级卫生健康行政机构信息化人员为本科学历,其中东部地区硕士及以上学历人群占信息化人员总数的 43.45%,高于中部地区的 36.02% 以及西部地区的24.77%。在全国省级卫生行政机构信息化人员职称构成中,具有正高、副高、中级、初级职称的人员占比分别为 3.24%、15.18%、25.71%、23.89%,与此同时无职称信息化人员也超过了三成。

国内卫生信息化人才培养集中在本科阶段。据不完全统计,全国有 52 所高等院校在本科教育中设置了相关专业或专业方向。这些专业或专业方向主要包括四类，即面向医药卫生领域的信息管理与信息系统专业、医学信息学专业、侧重医药信息管理方向的公共事业管理专业以及其他相关专业，如医学信息工程专业、生物信息学、生物信息技术、生物医学工程、医学影像学及计算机科学与技术等。其中，以面向医药卫生领域的信息管理与信息系统专业为主流。

在研究生教育方面，教育机构除高等院校外，科研院所和图书馆亦是主要力量。开设硕士学位教育的 38 所机构，共有硕士点 61 个，研究方向 107 个，除传统的医学信息学理论、技术研究外，增加了诸如医院信息系统、电子病历、循证决策、区域医疗信息协同、生物医学图像与信息处理等方向，更加重视学科专业的实践性和应用性。部分高校在不同的学科下设置了卫生信息管理相关专业方向博士教育，如吉林大学在社会医学与卫生事业管理专业下设置了卫生信息资源与管理、卫生信息技术与管理等博士点。

此外，还有部分院校开展了专科教育（成人专科、高职、网络教育等），主要以病案信息管理、卫生行政事业管理、信息技术应用维护、信息系统设计开发为培养目标。继续教育以高等院校和相关协会为主要力量，这些协会主要有中国卫生信息与健康医疗大数据学会、中华医学会医学信息学分会、中国电子学会医药信息学分会、中华预防医学会预防医学情报专业委员会等，培训对象主要为卫生信息人员、医疗人员及非卫生信息专业的在校学生。

同时，我国全民健康信息化建设缺乏领军型人才和复合型人才。全民健康信息化人才需要具备复杂的知识体系，培养周期长，培养成本高。并且由于职称晋升困难、薪酬水平严重落后于同类行业等原因，除个别大型三级医院外，其余医疗机构、公共卫生机构、基层卫生机构甚至卫生健康管理机构信息化人才缺口巨大，同时这些机构现有信息化人才的知识结构、综合素质也与信息化发展需要存在较大距离，人才缺乏的问题已经成为制约健康信息行业长期可持续发展的重要因素。

## 五、标准规范建设

标准规范建设是全民健康信息化建设的基础工作，也是进行信息交换与共享的基本前提。《"十四五"全民健康信息化规划》中标准规范建设作为主要任务，提出健全全民健康信息化标准体系。落实《中华人民共和国标准化法》，坚持"统筹规划、急用先行、规范有序、协同高效"的原则，逐步形成统一权威、全面协调、管理规范、自主可控的全民健康信息化标准体系。

完善全民健康信息化应用基础标准。按照《关于加强全民健康信息标准化体系建设的意见》要求，研究制定唯一对象标识、对象注册与解析、临床医学术语、检查检验代码、药品耗材应用编码、数据交互接口、数据分析、数据质量、临床决策支持等基础标准,加快健全完善网络安全等级保护、数据安全、个人信息保护等标准体系。

推动完善健康医疗大数据、"互联网 + 医疗健康"、医学人工智能及 5G、区块链、物联网等新一代信息技术标准体系和统一规范的国家中医药数据标准和资源目录体系,支撑在应急救治、远程会诊、远程检查、临床辅助诊断决策、公共卫生服务、医院管理等方面的应用。鼓励医疗卫生机构、科研院所、高等院校、学会协会、企业等参与团体标准和地方标准的研制工作。积极参与国际标准化组织工作,参与国际标准制定,提升标准国际影响力。

加强全民健康信息化标准应用推广。全面推进基础类、数据类、应用类、技术类、管理类、安全与隐私类 6 大类全民健康信息化基础标准在卫生健康行业落地实施,推进病案首页书写规范、疾病分类与代码、手术操作分类与代码、医学名词术语"四统一"。落实全国统一的医疗机构、医护人员等基础资源及信息互联互通编码标准。加强省级区域居民电子健康档案和电子病历数据标准统筹,统一区域全民健康信息平台与医院信息平台的数据接口标准。整合医疗机构内部信息系统,使用统一的数据接口实现共享交换。

加强医院、基层医疗卫生机构、公共卫生机构信息化标准建设。深化全民健康信息化标准服务管理。建立健全国家全民健康信息化标准服务平台,完善卫生健康信息标准元数据管理功能,为标准的研制使用提供技术支撑。

强化标准应用程度和建设成效评价,统筹规范有序开展标准应用情况测评,分类分层推进各级各类医疗卫生机构标准化评价,持续推动医疗健康信息互联互通标准化成熟度测评、电子病历系统应用水平分级评价和医疗卫生机构信息化标准建设"自评价",稳步推进信息化标准评价一体化。

加强标准应用成果总结宣传,推广各地标准化建设应用的创新典型案例,提升社会各方的标准化意识和自主标准使用能力。在《大数据产业发展规划(2016—2020 年)》中,标准规范制定工作还有更高的要求,除研制标准外,还要"加快大数据重点标准推广,积极参与大数据国际标准化工作"。在《国家健康医疗大数据标准、安全和服务管理办法(试行)》中,标准管理工作明确分工,国家卫健委负责制定全国标准,鼓励社会各界机构参与,省级卫生健康部门负责监督执行。国家卫生健康标准委员会卫生健康信息标准专业委员会、HL7 中国委员会、电子病历研究委员会等专业组织,负责卫生信息标准研制的规划组织、标准的审批及宣传推广工作。科研院所、医科院校、大型医院、学协会、银行、医疗保险公司、医疗卫生信息系统企业等也都积极参与卫生信息标准研制。同时,我国组织开展了全民健康信息互联互通标准化成熟度测评工作,分别从数据资源标准化建设、互联互通标准化建设、基础设施建设和互联互通应用效果四个方面对区域全民健康信息平台及医院信息平台进行综合测试和评估。

2020年,国家卫健委印发《关于加强全民健康信息标准化体系建设的意见》,国家卫生信息标准体系框架对我国卫生信息标准作出规范化的划分。基础类标准作为其他各标准的上位标准,对其他卫生信息标准提供全局性的指导;数据类标准对卫生信息采集、存储、传输、应用等各阶段实现了语义层的定义;技术类标准对卫生信息系统的技术要求、系统架构、技术实现、安全规范等提供规范约束;管理类标准对卫生信息标准合理使用和测试、评价等提供规范指导。此外,我国制定实施医院、基层医疗卫生机构和公共卫生信息化建设标准与规范、省统筹区域全民健康信息平台和医院信息平台应用功能指引、医院信息化建设应用技术指引,推进病案首页书写规范、疾病分类与代码、手术操作分类与代码、医学名词术语"四统一",逐步实现信息化建设"书同文""车同轨"。

截至2022年年底,国家卫健委牵头制定的现行卫生健康信息标准共计224项,各地也逐渐开展全民健康信息标准化工作。如北京市卫健委颁布了一系列标准规范,涵盖信息系统建设规范、数据标准规范、医院信息系统规范、网站建设规范、区县卫生信息化建设等,如DB11/T 320—2017《公共卫生信息数据元属性与值域代码》、DB11/T 486—2021《血液管理信息基本数据集》。湖北省研究制定全民健康信息标准规范共42个,可用于指导各级医疗卫生机构接入全民健康信息专网和各业务应用系统、医疗卫生机构信息系统与省内三级平台的对接和联通,规范各级平台、各业务系统的管理和使用,指导全民健康信息平台和卫生信息系统建设水平分级测评。内蒙古乌海市参照国家(行业)标准和规范,陆续出台了多个卫生信息化建设标准及规范文件,包括应用的统一标准数据元、数据集等,为乌海市建设全民健康信息平台提供了标准化支撑。此外,北京市怀柔区、通州区、昌平区、朝阳区及东城区也制定了全区范围内的数据标准体系。

## 六、信息安全体系建设

信息安全与隐私保护是保证全民健康信息化建设健康发展的重要前提,对于促进全民健康信息化持续焕发活力,保障公共利益、社会秩序和国家安全具有重要意义。我国高度重视全民健康信息化安全体系建设,坚持网络安全与信息化工作同步规划、同步建设、同步推进、同步考核,加强信息系统安全体系建设和管理,确保信息系统安全稳定运行和保障个人隐私。大多数省份严格落实国家信息安全等级保护制度,制定全民健康网络与信息安全工作制度和管理规范,坚持每年不定期对省级平台进行安全测评,加强重点领域国产密码应用工作,启动省级数字认证管理服务平台建设,完善防护措施,排查安全隐患,提升自身安全防护能力。如河北省在常规安全措施基础上,采用双活数据中心,对存储、数据库、交换、负载等各个层面实施双活技术。河南省建设完成两大数据中心,实现双保险、双备份。苏州市卫生健康委统计信息中心托管妇幼、卫生监督、急救、药监等其他卫生健康单位信息系统的软件硬件,实现了各单位卫生健康业务信息系统既相互独立又互相联通,并通过管理和技术两个层面对安全运维管理进行规范化建设。

# 第三章

# 全民健康信息化建设总体思路

## 第一节　全民健康信息化顶层设计必要性

### 一、搭建全民健康信息化规划与实施的桥梁

大型机构统筹建设统一信息系统是一项重要而复杂的系统工程,需要有科学的方法指导。传统做法是编制信息化总体规划后直接指导信息化建设的实施,但由于总体规划属于"愿景",缺乏直接指导实施的必要信息,分步实施的信息系统建设中经常出现数据资源不能共享、用户权限混乱、应用系统重复建设、基础设施重复投资等严重问题。分散在各业务信息系统的海量医学数据关联性差,不利于健康医疗大数据的采集、分析、评估和应用。顶层设计强调可实施的蓝图设计,是介于规划和具体工程实施之间的重要工作,是政府信息化发展战略目标的具体化,能有效填补战略目标和具体执行之间的缺口。信息化顶层设计的"愿景"蓝图和路线图,统筹指导全民健康信息化建设。

### 二、深化全民健康信息化在医药卫生体制改革中的重要作用

全民健康信息化是深化医药卫生体制改革的重要内容,对方便患者就医、提高医疗卫生服务质量和效率、降低医药费用、提高管理水平、服务决策等具有重要作用。然而,在深化医药卫生体制改革的新形势下,全民健康信息化缺乏顶层设计,面临统筹规划、系统建设、资源利用、保障体系建设等多方面的问题。需要站在战略高度,从卫生健康事业全局出发,系统性地设计全民健康信息化的总体架构和实现路径,实现全局信息化的高质量跨越发展。

### 三、满足卫生健康事业发展总体要求

当前卫生健康事业快速变革发展,信息化有助于打破固有的业务模式,通过系统互联互通实现业务流程再造,缓解公众连续化服务需求与分散化服务体系之间的矛盾,改善卫生服务效果,主要体现在以下三个方面:①惠及民生的需求:促进人民健康是信息化建设的最终目标,通过现代信息技术能够提高居民就医、保健服务和计划生育服务的有效性、可及性、便捷性、安全性、透明性,最终为居民健康服务;②卫生健康管理决策的需求:通过信息技术可使管理更加高效和精细,决策更加科学,在理顺价格体系、完善基本药物质量、加强绩效考核、科学制定相关政策等方面能够提供准确、及时、全面的数据支撑;③业务协同发展需求:只有各类业务实现协同才能发挥信息化的最大优势,突破现有业务模式的局限,最大化地优化资源配置。

# 第二节　全民健康信息化建设原则

### 一、整体规划,统筹推进

建立统筹协调机制,制定统一的规划,保证全民健康信息化建设的各方面目标一致、标准统一、有序衔接,避免盲目投资、资源浪费和信息孤岛。建立良性的健康医疗大数据生态环境,实现数据互联共享、资源整合。做好信息化的顶层设计,充分发挥卫生健康委的协调作用,促进不同部门之间的网络、信息资源共享,使各行政部门、医疗卫生机构、公共卫生机构的信息化建设有序发展。

### 二、统一标准,安全保障

加快全民健康信息化标准和规范体系建设工作,着力推进建设互联互通、业务协同的数据标准、技术标准和管理规范,实现全民健康信息化从机构、行业发展向区域发展的过渡。把信息与系统安全放在首位,进一步落实信息系统安全等级保护相关要求,保证信息在采集、存储、传输、处理及共享交换过程中的安全和保密,保证系统稳定、可靠运行。加强信息安全管理体系建设,不断提高全民健康信息化安全水平。

### 三、强化应用,惠医惠民

紧密围绕深化医改、健康中国战略和卫生健康事业发展等目标,统筹建设和强化公共卫生、计划生育、医疗服务、医疗保障、药品管理、综合管理六大重点业务应用系统,充分运用大数据、云计算、物联网、人工智能、5G 等新技术,

有效提升全民健康信息化业务应用水平。利用新型信息技术构建优化、规范、共享、互信的诊疗流程，依托信息化支撑医护人员工作质量和效率提升。切实加强以保障和促进居民健康服务为核心的信息服务，满足公众和社会的需求，增强卫生健康服务的系统性、整体性和协同性。

### 四、多方参与，集约建设

各级政府应加强对全民健康信息化的财政投入力度；各级各类卫生健康机构作为建设主体，应充分发挥自身的主观能动性，加大对单位内部的信息化投入。引导社会资源和力量积极参与信息化建设，发挥专业技术和产业化优势。依据卫生健康现行管理制度，建立健全信息化建设主体责任制，明确建设参与方、数据提供方、数据利用方等不同主体的权利与责任，加强集中管理监控和优化运维成本，构建有序、安全、高效的信息化建设管理体系，形成多方参与、集约建设的良好局面。

### 五、共享支撑，协同发展

全民健康信息化建设的重点在于互联互通、信息共享，应以业务和管理需求为导向，全面建设实用、共享、安全的卫生健康信息网络体系，使卫生管理服务机构逐步做到信息一点采集、多点利用，同时集中数据信息资源，有效支撑公共卫生、计划生育、医疗服务、医疗保障、药品管理、综合管理等业务内外协同，全面提升卫生健康科学决策和服务管理水平。

## 第三节　全民健康信息化建设目标及实施路径

### 一、目标

按照"健康中国 2030"战略目标和卫生健康发展要求，立足我国经济社会发展实际情况，围绕人民群众卫生健康服务需求，进一步加强大数据、人工智能、5G 等现代信息技术在便捷服务、提升服务、创新服务中的作用。以习近平新时代中国特色社会主义思想为指导，以电子健康档案和电子病历等基础数据库为核心，以统一的身份标识为纽带，以横向到边纵向到底的互联互通网络为基础，以统一的标准规范体系和信息安全体系为保障，以培育卫生健康新质生产力、推动卫生健康事业高质量发展为主要任务，推进全民健康信息平台和公共卫生、计划生育、医疗服务、医疗保障、药品监管、基层卫生等信息系统的完善和深化应用，进一步促进资源共享和业务协同，为便捷的公众服务、高效的卫生健康服务、精准的管理服务和科学的决策指挥提供全方位支撑，提升人民群众的健康获得感。具体包括以下两方面。

**（一）业务目标**

1. 提高卫生健康服务质量　提高居民获取各类卫生健康服务的可及性、连续性、便捷性和安全性，提升服务质量和效率，全面改善居民卫生健康服务体验。

2. 促进卫生健康服务协同　加强各类各级卫生健康服务机构业务信息共享、分工协作，促进优化医疗资源，保证服务系统性、连贯性，促进卫生健康服务协同发展。

3. 提升卫生健康管理能力　提高卫生健康行政管理部门开展服务指导、培训、监管和综合调度的能力，强化循证决策和绩效考核，化解疾病风险。

**（二）信息化目标**

1. 构建统一的全民健康信息化管理体系　完善和强化全民健康信息化配套机制建设。构建覆盖公共卫生、计划生育、医疗服务、医疗保障、药品管理和综合管理各项业务信息化的管理体系，明确不同层级、机构之间信息化工作组织管理机构设置、人员配备、运行机制和管理流程，加强信息化统筹规划、工作推进、项目管理、系统运营的规范化管理，提升信息化建设效益，实现服务居民、服务管理、服务决策的信息化建设目标。

2. 建立互联互通的全民健康信息化技术体系　依托全民健康信息平台的基础设施和统一的信息标准规范，建设和完善各类业务系统，实现各类健康信息系统之间唯一身份识别和信息共享，建立互联互通的全民健康信息化技术体系。

3. 依托信息技术，促进卫生健康服务模式创新发展　充分利用移动医疗、大数据、开放数据等新技术、新理念，加强医疗卫生资源优化配置，大力推进便民惠民的卫生健康服务模式创新。

4. 构建标准化的信息资源体系　建立逻辑统一、标准一致的卫生健康信息资源体系和资源共享管理机制，实现信息共享、决策支持、公众利用、相关研究等，为健康医疗大数据的采集、分析、评估和应用提供良好的基础支撑作用。

## 二、实施路径

全民健康信息化建设涉及业务范围广、部门多、内容丰富、关联性强，因此，必须设计一套科学、合理的实施流程与路径，全面分析各级各类机构的各项业务，覆盖顶层设计的各项内容。参考企业架构（enterprise architecture，EA）理论，全民健康信息化顶层设计主要分为三个阶段。

**（一）设计前期的现状调研**

全民健康信息化顶层设计并非在"白纸"上勾画蓝图，而是要充分复用和协调现有的成果。在顶层架构设计之前需要对卫生健康业务和信息化现状进行详细调研和分析,主要包括业务现状、信息资源现状、标准及制度情况、应用信息系统情况、网络基础设施情况、区域内医联体建设情况、医院数据利用与共享情况、基层医疗卫生机构信息化现状等,这是后期架构设计和应用的基础。

**(二) 全民健康信息化架构设计**

架构设计是全民健康信息化顶层设计的关键内容,主要根据现状调研成果,结合全民健康信息化发展需求,开展信息资源架构设计、信息系统架构设计、基础设施架构设计、标准规范体系设计、信息安全体系设计。

1. 信息资源架构设计　主要设计部门内、部门之间业务协同所需的卫生健康信息资源体系。明确部门内信息资源的内容以及相关信息资源通过哪些数据库来管理,即部门内数据库组成框架;建立业务信息的采集、更新机制,明确各业务主体对资源的使用、管理、共享要求;明确需要交换的部门外信息资源的内容和来源,确定与来源部门的信息资源共享关系;同时要明确与各级领域主题库、各级基础数据库等的关系。

2. 信息系统架构设计　主要依据部门信息化现状,提出部门信息系统总体框架,明确各类业务信息系统的定位和相互关系;制定信息系统新建、整合、改造、迁移方案,梳理形成重大工程项目,明确各个项目的建设目标和主要内容;确定各相关信息系统之间的对接与协作关系。

3. 基础设施架构设计　主要设计部门所需要的基础设施的总体框架。

4. 标准规范体系设计　主要梳理现有标准,从标准的数据层面、交换层面等设计全民健康信息化的标准体系框架。

5. 信息安全体系设计　在满足各级卫生健康行政部门政策及法律法规的基础上,从安全策略、安全组织、安全运行、安全技术、安全运维、系统安全、信息安全以及相应的管理制度和策略等方面设计信息安全体系框架。

**(三) 全民健康信息化顶层设计的应用与实施**

信息化顶层设计的应用与实施主要是将全民健康信息化顶层设计的思想和精髓应用于实践,转化为具体的实施方案和项目建设。如何为顶层设计架构设计一套动态应用与实施机制,确保顶层架构能指导实践,也是全民健康信息化顶层设计需要研究的重要内容。

## 三、重点内容

以惠及广大人民群众健康为出发点,创新工作机制,以城乡居民电子健康档案、中西医电子病历和全员人口信息库为核心,综合运用云计算、大数据、人工智能、5G 等信息化技术,有效整合卫生健康信息资源,实现跨机构跨部门信息共享、上下联动、"三医" 联动,从而有效提高我国卫生健康服务能力、综合监管能力和信息服务能力，促进多部门合力解决社会突出问题，满足人民群众多层次、多样化健康需求。

**（一）完善全民健康信息化协调有序发展的机制**

从组织管理、项目管理、标准管理、安全管理、信息管理等多个层面创新工作机制，推动全民健康信息化全面统筹和有序有效开展。组织管理方面，建立上下一致、内外协调的工作机制；项目管理方面，强化项目规范化管理和全流程监管；标准管理方面，加强标准建设，建立标准制修订、实施贯彻和监督测评的持续机制；安全管理方面，强化安全管理体系建设；信息管理方面，建立卫生健康信息管理机制。

**（二）开展多种信息技术服务形式的惠民应用**

充分运用云计算、大数据、物联网、人工智能、5G等新技术，开展网上便民服务，推动远程医疗、网络咨询、移动医疗、智慧医疗等服务模式转变。推进居民健康码与医保结算码、金融支付码的多码融合，逐步实现患者一卡就医、实时结算。鼓励企业和社会机构开展全民健康信息化信息惠民的创新应用研究，探索建立预防、医疗、康复于一体的综合健康服务信息化应用体系。充分利用互联网手段，以健康门户网站、手机客户端、微信公众号和小程序等主要形式，方便居民获取所需的医疗、预防保健、健康管理等方面信息和服务，方便医患交流和互动。

**（三）加强综合管理和服务信息化深度和广度**

通过建立卫生健康综合管理相关系统，为公共卫生、计划生育、医疗服务、医疗保障、药品管理、基层卫生、人才培养和科研管理等各业务领域的监管提供综合支撑，实现业务精细化管理。通过完善业务应用系统，提高医疗质量、改善服务能力、规范服务行为、保障医疗安全、完善监管机制、创新监管手段，全面提高监管的时效性和针对性。

**（四）加强健康医疗大数据应用与决策支持**

加强各业务系统数据的分析利用，开展卫生健康个案信息和指标分析，研究医疗与健康领域各指标间的逻辑关系与内在规律，构建数据分析模型。支持开展健康医疗大数据开发利用研究，依托大数据中心，利用相关医学数据开展循证医学、监测分析等研究，促进不同层级医疗卫生数据的整合和挖掘分析，探索研究健康管理、临床辅助决策支持系统、管理决策支持平台，为提高医疗服务质量和政策制定提供支撑。

**（五）加强基层卫生信息系统建设和应用**

坚持"保基本、强基层、建机制"原则，强化基层卫生信息系统建设，加大系统覆盖广度和应用深度，通过信息技术和知识库等辅助决策系统提高基层医生的诊疗和健康服务管理水平，促进对健康人群的预防保健和常见病的诊治,提升居民对基层卫生机构的信任度,吸引更多的居民主动到基层医疗机构就诊,形成可持续的基层首诊制良性运行模式。

**（六）推进中医药信息化发展**

加强医院、社区卫生服务中心、乡镇卫生院中医电子病历和中西医结合医疗信息系统建设,完善中医药信息资源建设和数据服务,继续开展中医药公众信息服务。促进中医药与卫生健康业务协同、信息共享。

**（七）推进信息共享和业务协同**

在国家全民健康信息化总体框架下,继续完善各级区域人口健康信息平台建设。建立不同类型、不同级别机构之间互联互通的网络体系,促进业务协同和信息共享。推进与相关部门间服务患者、方便群众的信息协同,建立部门协同共享机制。促进对居民的连续和主动健康管理,支持会诊转诊协同应用,为优化资源配置、有序就医提供支持。

# 第四章

# 信息化架构设计

## 第一节　信息资源架构设计

### 一、信息资源总体架构

全民健康信息化以全员人口信息、居民电子健康档案、电子病历和基础资源等数据库为基础,覆盖公共卫生、计划生育、医疗服务、医疗保障、药品管理、综合管理等多个业务应用领域。为了实现信息的共享互通、融合协同,需要依据不同的业务应用领域,建设共享互通的信息资源库,用于支撑各领域间的业务协同与互操作,它们也是健康医疗大数据采集与应用的基础来源。数据资源库使用全国统一标准,数据资源中心采用国家级、省级、地市级和区县级部署模式,物理分布、逻辑集中,各级数据中心又分为基础资源库、业务资源库、共享资源库。全民健康信息资源总体架构图如图1所示。

基础资源数据库是各级数据中心信息共享的基础。各级数据资源中心将采用统一的基础数据库,通过定期同步保证基础数据的统一。基础数据库包括:人口信息库、电子病历基础库、健康档案基础库、医疗机构库、医务人员库以及标准库和索引库等。

业务资源库为支撑各级业务应用系统的数据资源库,由各级机构根据自身业务应用建立相关数据库。市级业务库包括:妇幼保健库、疾病预防控制库、卫生监督库、基层卫生数据库、应急指挥库、医疗保障库、药品管理库等。

共享资源库为政府与医疗机构间、政府与居民间、医疗机构之间、医疗机构与居民间共享资源的汇总。

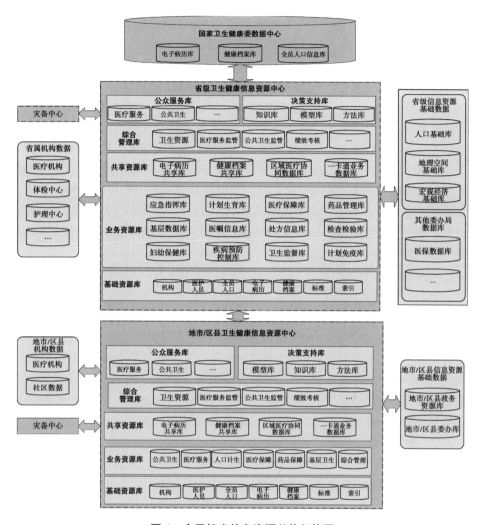

图1　全民健康信息资源总体架构图

综合管理库为各级卫生行政管理部门开展卫生资源规划、医疗服务质量监管、卫生监督、绩效考核等提供数据支持。

决策支持库为各类业务和管理信息系统决策支持相关功能提供基础性工具,包括各类临床知识库、管理知识库、决策模型库、统计方法库等。

公众服务库包含面向人民群众开展卫生健康信息服务所需要的数据资源。

## 二、各业务领域信息资源框架

### (一) 公共卫生

公共卫生信息资源体系分为对外交换库和核心数据库。核心数据库根据不同的主题划分为基础管理库、业务应用库、综合信息库、数据资源目录和决策支持库。

业务应用库是信息资源架构的核心,根据不同的业务应用形成不同的信息资源,分为结构化数据和非结构化数据进行存储。这些库并非独立存在,彼此间存在着业务交互关系。基础信息库用于保存各类公用的基础数据信息,包括机构基本信息库、人口基本信息库、个人基本信息库、健康档案信息库,为应用数据库等提供基础数据的支撑。信息整合库对业务应用库进行整合,划分不同的主题,为公共卫生业务的综合管理提供信息支撑服务。决策支持库将核心数据库的数据进行加工处理,形成针对具体数据分析应用的数据仓库,生成用于数据多维分析的统计分析专题库。对外交换库是对外进行数据交换的核心数据存储区,包括交换文档、发布信息等,通过数据交换、清洗、整合后分发到核心数据库。

**(二) 计划生育**

计划生育信息资源体系主要包括基础管理库、业务应用库、决策支持库、对外交换库。

基础管理库主要为各业务领域提供共用的基础信息,包括全员人口个案信息、育龄妇女个案信息、家庭信息、生育服务基础信息。业务应用库来源于全员人口、生育服务等各项业务系统,主要包括全员人口核实比对、生育服务、奖扶特扶等业务数据。决策支持库以各项业务数据为基础,对其进行深入挖掘分析,建立决策支持库,对人口发展趋势进行预测分析。对外交换库通过民政部门、公安部门和医疗机构获取婚姻、人口、生育信息。

**(三) 医疗服务**

医疗服务信息资源体系分为对外交换库和核心数据库。核心数据库根据不同的主题划分为基础信息库、业务应用库、医疗管理库和决策支持库。

基础信息库是整个项目的核心基础信息,各业务领域共用以下基础信息:个人基本信息库、电子病历信息库和健康档案信息库。业务应用库是信息资源架构的核心,根据不同的业务应用形成不同的信息资源,分为结构化数据和非结构化数据进行存储。医疗服务类信息主要包括:临床服务信息库、运营管理信息库和医疗管理信息库。医疗统计库对业务应用库进行整合,划分不同的主题,为医疗服务的综合管理提供信息支撑服务。决策支持库将医疗统计库和核心数据库的数据进行加工处理,形成针对具体数据分析应用的数据仓库,生成用于数据多维分析的统计分析专题库。对外交换库是对外进行数据交换的核心数据存储区,包括临床服务交换库、运营管理交换库、医疗管理交换库等,通过数据交换、清洗、整合后将数据分发到核心数据库。

## （四）医疗保障

医疗保障信息资源体系主要分为基础信息库和业务资源信息库，采用"物理集中、逻辑分离"的方式，按照跨部门、跨层级业务协同要求，统一依托省（市）级医疗保障数据中心进行统筹管理，其他各区县医疗保障局、各乡镇经办机构、各定点医疗机构以及各村办事处使用省（市）级数据中心的共享数据。同时，依托数据交换平台实现与卫生健康、民政、公安、财政、人力社保等相关业务的信息资源交换与共享。

业务资源信息库是信息资源架构的核心，根据不同的业务应用形成不同的信息资源，分为结构化数据和非结构化数据进行存储。基础信息库用于管理医疗保障五大数据字典。

## （五）药品管理

药品管理信息资源体系主要包括基础信息库、药品基本信息库、业务数据资源库、药品管理相关数据库。

基础信息库主要包括药品基本信息库、生产商基本信息库、医疗机构信息库、基本药物目录库，为业务系统提供数据支撑。药品基本信息数据库存储医疗机构使用的药品名称、编号、零售价、进价、厂家、类型等信息，可对同一类药品的不同厂家进行对比分析，为药品采购提供参考，数据主要来源于各医疗机构系统及药品采购平台。药品生产商基本信息数据库存储各生产商的名称、资金力量、经营状况、优势、中标情况、消费者评价等信息，数据来源于招标采购平台及对各厂商信息的直接采集。业务数据资源库的信息来源于医疗机构、药品采购平台、药品使用管理信息系统，主要存储基本药物和一般药物的采购及临床应用情况，以及药品不良反应发生情况统计。药品管理相关数据库应与医院、基层卫生服务机构、市场监管部门、药店、生产商等机构的数据库实现数据共享，获取药品处方、药品监管信息。

## （六）综合管理

综合管理信息资源体系分为对外交换库和核心数据库。对外交换库是对外进行数据交换的核心数据存储区，包括行政审批交换库、综合管理交换库、人力资源交换库等，通过数据交换、清洗、整合后将数据分发到核心数据库。核心数据库根据不同的主题划分为基础信息库、业务应用库、卫生综合管理库和决策支持库。

基础信息库是整个项目的核心基础信息，各业务领域共用以下基础信息：个人基本信息库、电子病历信息库和健康档案信息库。业务应用库是信息资源架构的核心，根据不同的业务应用形成不同的信息资源，分为结构化数据和非结构化数据进行存储。卫生综合管理类信息主要包括：办公档案数据库，行政审批数据库，医疗机构、医疗卫生技术、医疗卫生技术人员数据库，卫生人力资源数据库,卫生财务数据库,资产数据库,卫生资源数据库,人口健康信息决策数据库,以及科研管理数据库等。卫生综合管理库对业务应用库进行整合,划分不同的主题,为医疗服务的综合管理提供信息支撑服务。决策支持库将卫生综合管理库和核心数据库的数据进行加工处理,形成针对具体数据分析应用的数据仓库,生成用于数据多维分析的统计分析专题库。

### 三、信息资源交换共享设计

全民健康信息资源主要来源于医院、公共卫生机构、基层医疗卫生机构等。通过全民健康信息交换可实现各卫生健康业务机构之间、卫生健康部门与其他相关部门之间的数据共享,有效促进区域协调医疗资源和分级诊疗发展,有效提高卫生健康业务监督能力和管理决策能力。

信息资源共享交换设计主要从两个方面分析信息化交互需求,一是卫生健康委与其他相关部门间的交换,二是卫生健康各相关机构间的交换。

卫生健康委与其他相关部门的主要数据交换和共享需求方面,需要发展改革部门人口监测数据、民政部门人口老龄化及医养结合相关数据、海关部门应对口岸传染病和公共卫生数据、市场监督管理部门食品安全数据、医疗保障部门医保数据、药品监管部门药品和医疗器械相关数据、公安部门人口基础信息等;同时还应向发展改革、民政、海关、市场监督管理、医疗保障、药品监管等部门提供人口监测、老龄化、传染病防治和公共卫生、食品、医疗、药品等服务,满足其他单位的业务需求。

卫生健康各相关机构间的数据交互和共享需求方面,主要涉及公共卫生信息、医疗管理及运营监管信息、药品采购信息、基层卫生管理信息、医疗保障信息等相关数据的交换共享。公共卫生机构和医疗机构应向所属卫生健康委提供公共卫生信息,并上报至上级公共卫生机构,最终为各级卫生健康委提供数据支撑。医疗机构则根据隶属部门向相关行政管理机构(国家、省、市、县卫生健康委及医管局、中医局)提供医疗管理及运营监管信息,并向药品采购中心提供药品采购及使用情况。基层卫生管理信息主要涉及基层医疗机构、社管中心、卫生健康委等机构。医疗机构应向相应的医疗保障管理和经办机构提供报销信息,并由各级医保局逐级汇总统一管理医疗保障相关信息。具体信息交互情况如图2所示。

公共卫生机构和医疗服务机构(医院、基层机构)之间信息交互最多,两个业务领域业务信息交互和共享需求如图3所示。

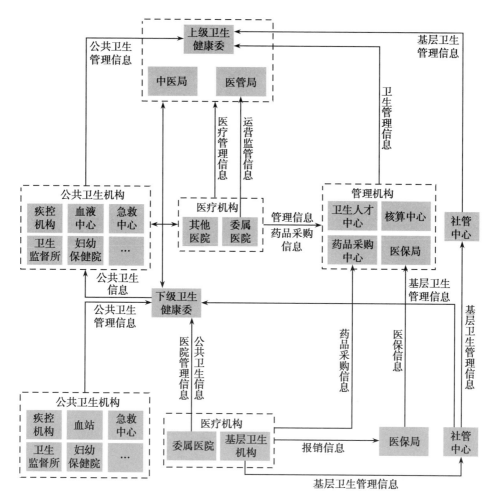

图2 卫生健康各相关机构间的数据交互和共享需求

## 四、基础数据库建设

### (一)电子健康档案

电子健康档案是居民享受疾病防治、健康保护、健康促进等健康管理过程的规范、科学记录,是以居民健康为核心,贯穿整个生命过程,涵盖各种健康相关因素,实现多渠道信息动态收集,满足居民自我保健和健康管理、健康决策需要的信息资源,各级授权用户在遵循相关隐私保护法律法规的情况下均可访问。健康档案的系统架构是以人的健康为中心,以生命阶段、健康和疾病问题、卫生服务活动(或干预措施)作为三个维度构建的一个逻辑架构,用于全面、有效、多视角地描述健康档案的组成结构以及复杂信息间的内在联系(图4)。

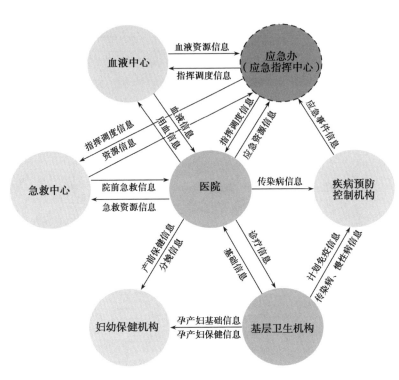

图3　公共卫生机构和医疗服务机构间数据交互和共享需求

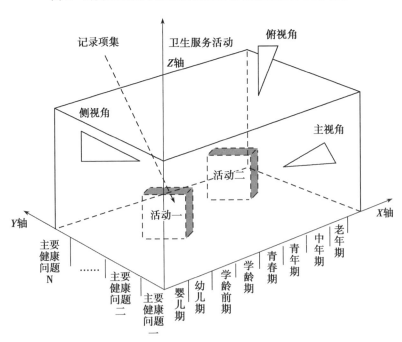

图4　健康档案的三维系统模型

三维坐标轴上的某一区间连线圈定的空间域,表示个人在特定的生命阶段,因某种健康或疾病问题而发生相应的卫生健康服务活动所记录的信息数据集。理论上一份完整的健康档案由人从出生到死亡整个生命过程中所产生和记录的所有信息数据集构成。

根据健康档案的基本概念和系统架构,其基本内容主要由居民基本信息和卫生服务记录两部分组成。

居民基本信息包括人口学和社会经济学等基础信息以及基本健康信息。其中一些基本信息反映了个人固有特征,贯穿整个生命过程,内容相对稳定、客观性强。

卫生服务记录是从居民个人一生中所发生的重要卫生事件的详细记录中动态抽取的重要信息。按照业务领域划分,与健康档案相关的主要卫生服务记录有儿童保健、妇女保健、疾病预防、疾病管理、医疗服务等。

健康档案数据库的公共卫生服务记录是以公共卫生业务域为主的业务数据。疾病预防控制业务系统、妇幼保健业务系统中的数据是典型的与健康档案相关的业务数据。要建立实用共享的健康档案数据中心,以公共卫生业务领域为主的业务数据需要遵循健康档案数据标准及相关业务标准并按业务的协同和管理要求提交同级(其他省市)或上级(国家卫生健康委)健康档案中心资源库。

临床诊疗相关服务记录主要指在各级医疗机构产生的、针对疾病临床诊断、治疗的记录。电子病历是健康档案数据的主要来源之一,电子健康档案数据库需要抽取和整合电子病历索引与摘要信息,如门诊病历摘要、住院病历摘要、住院病案首页、基本检验信息、影像检查的文本诊断信息、治疗信息等。健康档案需要整合医疗卫生体系和其他体系应用业务数据,例如人口学和社会经济学等基础信息可以从公安系统直接获取,也可以为平台外部系统提供健康档案数据服务。

**(二)电子病历**

电子病历系统是指医疗机构内部支持电子病历信息的采集、存储、访问和在线帮助,并围绕提升医疗质量、保障医疗安全、提高医疗效率而提供信息处理和职能化服务功能的计算机信息系统,既包括应用于门(急)诊、病房的临床信息系统,也包括检验、病理、影像、心电、超声等医技科室的信息系统。

电子病历的内容包括病历概要、门(急)诊诊疗记录、住院诊疗记录、健康体检记录、转诊(院)记录、法定医学证明及报告以及医疗机构信息。电子病历系统架构的三个维度是生命阶段、健康和疾病问题以及卫生服务活动(或干预措施),在电子病历中分别体现为就诊时间、疾病或健康问题、医疗服务活动。电子病历以居民个人为主线,将居民个人在医疗机构中的历次就诊时间、疾病或健康问题、针对性的医疗服务活动以及所记录的相关信息有机地关联起来，并对所记录的海量信息进行科学分类和抽象描述，使之系统化、条理化和结构化。

电子病历系统架构的三维坐标轴上，某一区间连线所圈定的空间域，表示居民个人在特定的就诊时间，因某种疾病或健康问题而接受相应的医疗服务所记录的临床信息数据集。理论上一份完整的电子病历应由个人整个生命过程中在医疗机构历次就诊所产生和被记录的所有临床信息数据集构成。

### (三) 全员人口信息

全员人口信息库通过整合人口基本信息、计划生育服务管理信息、流动人口计划生育服务管理信息等，结合人口出生、死亡、医保、人口基本信息并建立相关数据库，提供用于校核的出生、死亡、参保、全员人口数据。利用全员人口信息库共享服务，可以为深化医改和促进卫生健康事业发展提供有效信息支撑。

全员人口信息库的架构包括三个步骤：建库、交换、数据维护与利用。建库阶段首先要做的是信息采集，其次是信息录入，之后是部门纠错，最后是信息交换。交换阶段主要指全员人口信息统一交换到数据中心或各部门之间进行有效互动。数据维护与利用阶段主要开展系统数据容灾备份等信息安全工作，防止由于系统故障或其他一系列安全事故而导致的数据丢失现象，需要注重日常的数据管理与维护。

# 第二节　信息系统架构设计

## 一、信息系统总体架构

全民健康信息系统的建设以提升政府管理效率和医疗服务质量为目标，在进一步完善覆盖公共卫生、计划生育、医疗服务、医疗保障、药品管理、基层卫生等各业务领域信息系统，有效提升全民健康信息化业务应用水平的基础上，以区域全民健康信息平台为支撑，以决策指挥、综合管理和公共服务为主线进行信息系统的整合与集成，实现业务协同与数据交换共享。

各业务系统应按照接入标准统一、融合开放、有机对接、分级管理、安全可靠的要求逐步实现与区域人口健康信息平台的对接，并基于平台的业务数据建设综合管理和决策应用，实现对医疗服务机构、卫生人力资源、服务质量的精细化管理，提高决策水平。在整合数据资源的基础上，通过门户网站为公众提供数字化的健康服务。

信息系统框架包括四个层次。第一层(最上层)是公众服务与决策支持两大类应用,包括面向公众的健康服务门户网站和面向各省(自治区、直辖市)卫生健康委的各类综合性、协同性应用;第二层是各业务领域信息化应用系统;第三层是作为各业务系统统一支撑和为各级机构应用系统提供统一数据交换的全民健康信息平台及管理平台;第四层是医疗机构信息系统,包括医院信息系统、基层卫生信息系统、院前急救信息系统、体检机构信息系统等。通过全民健康信息平台为业务管理系统提供数据支撑。信息系统总体架构如图5所示。

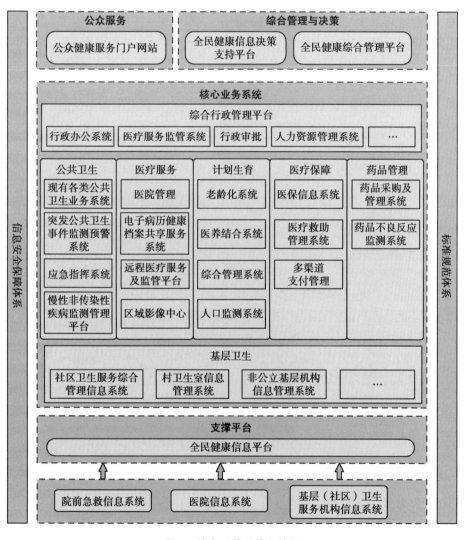

图5 信息系统总体架构图

## 二、公众服务

公众服务是各类卫生健康业务面向公众直接提供信息和服务的统一窗口,通过门户向广大公众提供公共卫生、计划生育、医疗服务、医疗保障、药品管理、综合管理等服务信息资源查询、医疗卫生资源查询、服务受理及交互式服务功能;向公众提供个人健康及医疗就诊信息查询的窗口;同时通过各种形式(网页、APP、微信等)普及宣传健康保健知识,增强居民的健康保健意识,促进居民提高自我健康管理水平。各专业的公共服务网站作为该门户的子网站,各业务信息系统以及区域人口健康信息平台的业务数据为该门户提供数据资源基础。

### (一) 健康档案查询

居民可以通过门户网站,根据用户名、密码登录个人健康档案管理平台,查阅个人健康档案,包括历次医院就诊诊疗信息、公共卫生服务信息(如接种疫苗等)、健康档案被调阅日志等,同时可以对健康档案中不愿被调阅的内容进行隐私设置。

### (二) 健康咨询服务

居民通过登录门户网站,根据各联网医院提供的咨询资源进行健康咨询申请,平台统一处理居民健康申请咨询,并将咨询结果反馈至患者(以手机短信、电子邮件等方式)。

### (三) 网上预约

居民通过登录门户网站,根据各联网医院提供的专家门诊资源进行预约申请,平台统一处理患者网上预约就诊申请,并为患者分配预约就诊编号和提醒患者(以手机短信的方式)根据预约按时就诊。

### (四) 检验化验报告查询

居民通过登录门户网站,根据用户名、密码网上查询个人检验化验报告。

### (五) 健康处方定制

平台中心端基于居民健康档案,对患者年龄、病患信息等进行综合分析,进一步进行健康评估,并制定相应的健康处方,指导居民进行自我健康管理。

### (六) 自我健康管理

以居民健康档案为基础,以便携产品为载体,为患者提供一种可以方便自由地针对所患慢性疾病(如高血压、糖尿病、心血管疾病等)进行康复管理与维护的辅助工具,并可有效帮助医疗机构丰富居民健康档案平台数据内容,为各级医院诊疗和监测病况发展提供丰富、切实可靠的参考性数据。

### 三、综合管理与决策

#### （一）全民健康综合管理平台

以公共卫生、计划生育、医疗服务、医疗保障、药品管理、卫生资源等业务数据为支撑，通过数据整合工具和方法，进行数据加工处理和分析，形成面向综合业务管理的综合监测、统计分析、报告预警功能模块，为查询和浏览卫生健康业务运行情况提供各种分析、汇总报告和直观的信息展现，支持卫生健康综合管理。

#### （二）全民健康信息决策支持平台

依托全员人口（个案）信息库、居民电子健康档案数据库、电子病历数据库等基础数据资源及数据共享系统，建立健康医疗大数据分析处理平台、管理决策支持平台、健康管理和临床辅助决策支持系统。

1. 健康医疗大数据分析处理平台　开发健康医疗大数据处理和嵌入式大型知识库的信息平台及应用软件，利用健康医疗大数据分析和利用的数学建模及处理方法建立医院、基层卫生服务机构、公共卫生机构等数据综合分析的技术支撑系统。

2. 宏观管理决策支持平台　以卫生健康业务为基础设计决策主题库，开发系统仿真、趋势预测、因素分析等功能的模型库和方法库，应用数据挖掘和知识发现等技术，形成包含公共卫生、计划生育、医疗服务、医疗保障、药品管理等管理决策平台。

3. 健康管理和临床辅助决策支持系统　构建管理知识库、风险评估知识库、疾病诊疗知识库、药物循证知识库、慢性病管理知识库、健康趋势预测知识库、就医行为知识库，以支持管理和临床等决策服务。以知识库为基础构建健康服务管理辅助决策系统以及临床决策支持系统。识别高、中、低危人群，并分类进行管理，开展对潜在患病人群、高危人群的重要疾病早期预测、预警和分析；为疾病诊断、治疗方案的制定等医疗服务行为提供循证决策支持和差错提醒，为基层医生常见病诊断等提供向导。

### 四、业务信息系统建设

#### （一）公共卫生信息系统

公共卫生信息系统主要面向疾病预防控制机构、卫生监督机构、妇幼保健机构、健康教育机构、精神卫生机构、120急救中心、血站等提供业务操作与管理服务。

公共卫生信息系统基础网络建设是一个十分巨大的工程，纵向连接国家、省（市）、地（市）、区（县）、乡镇五级，触角延伸到村，横向连接各级卫生健康部门、医疗卫生机构,形成整个国家和区域公共卫生信息系统互联互通、资源共享的基础信息服务平台。

在完善各公共卫生信息系统的同时,进一步加强公共卫生业务领域内部以及公共卫生与基层卫生、医疗服务等其他业务领域信息资源交换共享。在卫生应急、健康促进等领域缺少信息系统的支持,需要进一步加强信息系统建设。鼓励互联网企业与公共卫生部门合作建立监测平台,充分利用互联网、大数据等技术手段,提高重大疾病和突发公共卫生事件防控能力。公共卫生信息系统架构如图 6 所示。

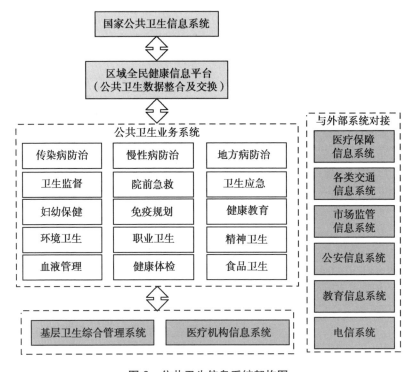

图 6  公共卫生信息系统架构图

公共卫生领域信息化建设迫切需要加强信息资源整合,在今后的建设中,应避免过多垂直条线的业务系统,结合区域全民健康信息平台完成信息资源整合和共享交换,以支撑强化公共卫生管理和防范体系建设。

**(二)计划生育信息系统**

计划生育业务应用信息系统主要支撑计划生育业务工作,以服务公众为导向,覆盖生育服务、家庭服务和综合管理等领域。为完善计划生育服务管理,主要进行以下应用系统建设。

1. 生育服务系统　系统功能包括一孩备案、再生育服务证申请审批、生育服务数据交换、移动端生育服务系统以及生育服务证的管理功能，以及出生人口管理、流动人口服务管理和社会抚养费征收等功能。服务对象为各级计划生育服务机构工作人员。生育服务类系统应与医疗机构、民政、公安、法院、人才等部门信息系统实现对接，获取生育及婚姻信息。

2. 家庭服务系统　系统功能主要包括利益导向和出生性别比治理、计划生育相关咨询、技术指导、生殖保健项目等。服务对象包括各级计划生育服务机构工作人员，通过使用该系统记录居民的相关生育服务信息，提高服务质量。

3. 综合管理系统　系统实现对计划生育服务机构的注册、审批管理，对医疗服务行为、药具使用的监管以及对计划生育服务机构的考核管理。系统功能主要包括项目管理和区划代码管理等。服务对象为计划生育基层指导处，通过该系统对计划生育服务机构实现监管与考核。

4. 公众服务系统　系统以便民利民为重要内容，是开展宣传推广工作的平台，包括服务门户、服务热线和移动服务。公众服务系统支撑各级卫生健康部门履行职能和面向社会提供服务，实现政务信息公开、服务企业和社会公众的多方参与。

5. 决策支持平台　以提升辅助决策和管理水平为导向，建立涵盖决策信息平台、统计分析、专题分析和监测分析的辅助决策系统。依托全员人口（个案）信息库及数据共享系统，以人口应用的决策需求为基础，设计人口计生决策主题库，应用元数据管理、数据挖掘和知识发现等技术，形成包含计划生育、流动人口管理服务、利益导向、人口老龄化等人口计生领域的辅助决策体系。计划生育信息系统架构如图 7 所示。

**（三）医疗服务信息系统**

我国医疗服务体系由基层医疗卫生机构、二/三级综合医院、各级专科医院（妇幼保健院、中医医院、口腔医院、眼科医院）等医疗机构组成。其中，基层医疗卫生机构包括城市社区卫生服务中心/站、农村地区乡镇卫生院及村卫生室。医疗服务信息系统架构如图 8 所示。

为推进优化医疗资源配置，落实构建有序就医秩序相关政策，实现各医疗机构之间处方、电子病历、影像、检验结果等信息的共享，提高医疗服务质量，降低医疗服务费用，并利用信息化手段为公众提供丰富的信息资源及服务，需要建立临床信息共享系统、健康档案共享系统、医疗业务协同管理系统、医疗服务综合监管系统、区域中心和医疗服务系统。

1. 临床信息共享及电子健康档案共享服务系统　依托区域信息平台建立临床信息及电子健康档案共享服务系统，利用居民主索引实现患者电子病历的统一管理和共享。本系统将实现与各医院系统、基层医疗机构管理信息系统、健康服务门户的互联互通。

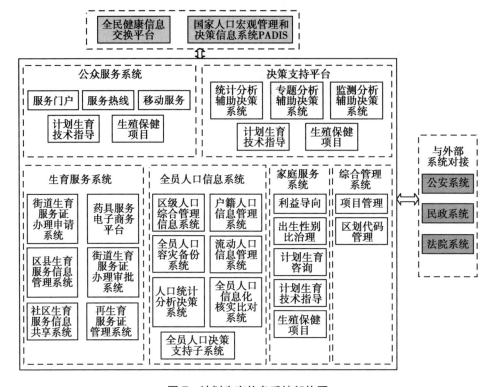

图 7　计划生育信息系统架构图

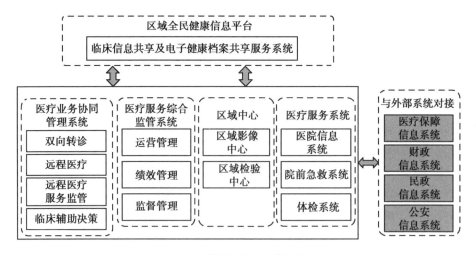

图 8　医疗服务信息系统架构图

2. 医疗业务协同管理系统　为加强区域医疗协同服务,利用信息技术提高医疗服务质量,需建设远程医疗服务监管平台,提供跨医疗机构的影像及报告信息调阅、远程会诊、区域影像诊断及临检诊断互认等服务。建立临床辅助决策系统,提供用药提醒、抗生素用药控制、临床路径指导等服务,为医生选择最优的治疗方案提供指导依据,提高医疗服务质量。

3. 医疗服务综合监管系统　为实现上级行政部门对所属区域医院的统筹监管,建立针对各医疗机构的管理系统,基于医院的财务运营、资源配置以及门诊、住院、用药等医疗服务提供相关数据,实现对医院的运营管理、绩效考核、监督等管理功能以及医院感染、检查检验、护理等质量监管。

4. 区域中心　主要包括区域影像中心和区域检验中心。

5. 医疗服务系统　包括医院信息系统、院前急救信息系统等。在二级、三级医院运行的医院信息系统,主要为以满足患者疾病诊断、治疗、救治为核心的信息系统,包括医院信息系统、电子病历系统、实验室检验信息系统、影像归档和通信系统以及医院运营管理系统等。医院信息系统一方面满足院内诊疗服务和医疗质量监管的需要,另一方面应满足区域卫生健康的需要,建立统一的数据中心,通过区域全民健康信息平台,实现与公共卫生机构、基层卫生机构、医疗服务监督管理机构的联通和共享,支持数据采集、双向转诊、远程会诊等业务。"120"等急救机构的信息系统,主要承载院前医疗救援业务,系统除满足本机构的急救指挥调度、院前急救电子医疗记录等功能外,应支持联合指挥调度。院前急救系统与区域全民健康信息平台对接,实现救治对象的电子病历信息共享。积极利用互联网和信息技术提供优质、高效的疾病诊疗、检查检验、康复保健服务,形成覆盖诊前、诊中、诊后全生命周期的医疗信息服务,推广在线预约诊疗、候诊提醒、划价缴费、诊疗报告查询、药品配送等便捷服务,促进人口健康数据开放,优化居民就医体验和医疗服务质量。

### (四) 医疗保障信息系统

为完善医疗保障体系,提升管理服务效率,需要对现有医疗保障信息系统进行升级改造,以支持对基本医疗保险的参保、基金管理、报销补偿等业务的实时管理。省内重点建设医保信息系统、医疗机构信息系统实时结算报销接口系统和医保门户网站,满足省内定点医疗机构就诊随报、出院即报等。同时,实现与国家医保信息平台的互联互通,支持跨省就医数据及时上传,推进医保全国联网和异地就医结算工作,实现医保转诊住院患者跨省定点就医结报。完成与卫生健康、公安、财政、民政等部门数据接口管理。医疗保障信息系统架构如图9所示。

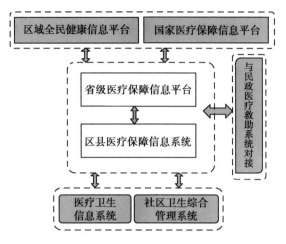

图 9  医疗保障信息系统架构图

### (五) 基本药物监督管理系统

基本药物监督管理信息系统建设通过健全药物监管网络,并结合国家药品电子监管码,对药物实施电子监管,建立药物监管数据中心,形成对药物进行规范化监管、监测、处置一体化的统一监管平台,最终建成一套监管网络、一个数据中心、多个监管应用系统的药物统一监管平台,实现对基本药物从生产源头到最终患者使用的全过程监管,从药物的质量、价格、使用等多个角度进行全方位监督管理,降低居民就医用药成本,提高药品质量,最终实现国家药物制度目标。药品管理信息系统架构如图 10 所示。

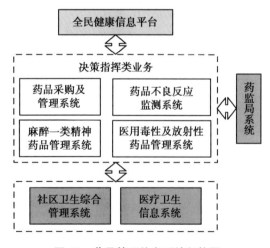

图 10  药品管理信息系统架构图

　　药物监管涉及多个环节、多个部门,市场监督管理部门主要负责基本药物生产企业内部生产环节,卫生及政府采购部门负责药物采购配送环节,医保部门负责基本药物使用监管环节。药物监管信息系统相关信息"碎片化"分散在承担相应监管职能的各个部门,信息共享不足。

　　在基本药物监管信息系统建设过程中,借助信息资源规划,明确业务需求以及在现有的相关信息系统基础上,充分发挥平台作用,将分散在各个部门的系统功能进行整合、二次开发,对缺乏系统支持的业务环节进行系统功能开发。

### (六) 综合管理信息系统

　　综合管理信息系统主要支撑卫生健康委日常行政管理任务,实现公文流转、规划协调、人员管理、财务管理、资产管理、科研管理、行政审批、监察监管等职能,提高管理效率和管理水平。综合管理信息系统架构如图 11 所示。

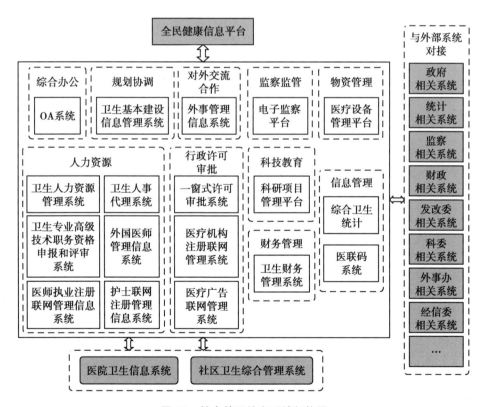

图 11　综合管理信息系统架构图

### （七）基层卫生信息系统

为提高基层医疗卫生服务能力和水平,建立健全分级诊疗制度,引导患者有序就医,需要进一步强化基层卫生信息系统建设,优化系统架构,加大系统覆盖业务的深度与广度,提升与各类公共卫生系统的对接与整合,切实做到为社区卫生服务机构日常业务处理提供便利。同时,需要在现有基层卫生信息管理系统基础上,将村卫生室、非公有基层机构纳入管理系统。满足顺畅及时的信息传输和相关政策措施落实。

基层卫生信息系统的目标和建设内容包括:完善公共卫生服务、家庭签约医生服务、基层护理等模块,实现对基层卫生服务和管理相关机构业务的完整覆盖,落实国家基本公共卫生服务规范以及推行家庭医生式服务等各类基层卫生服务要求;对接主要公共卫生服务系统及公共卫生数据资源,在基层卫生服务机构逐步形成利用基层卫生信息系统统一采集各类公共卫生数据、处理公共卫生业务的机制,并实现居民电子健康档案数据与主要公共卫生服务信息的对接与共享,完整查阅和管理电子健康档案;扩展和完善业务管理与分析决策相关功能,有效支持各级基层卫生管理机构对基层业务监管和绩效考核等综合决策服务需求。

基层卫生服务机构具有数量多、分布广、差异大等特点,因此在建设基层卫生信息系统时,需充分考虑不同地区、不同机构的情况,主体采用统一开发、统一部署的方式,同时支持基层卫生服务机构采用统一标准进行接入。

## 五、系统对接关系

区域全民健康信息交换内容主要包括医疗服务信息、公共卫生信息和卫生健康管理信息三类。区域全民健康信息系统之间的信息交换与共享通过统一的信息交换平台进行,不需要对各个接口进行单独设计,与点对点交换相比节省了大量的资源。通过在各级卫生健康机构应用系统之间建立统一的接口规范,能够实现各种异构系统之间的数据规范。交换接口通常以服务形式存在,与具体应用相对独立。

省级全民健康综合管理信息平台主要与国家全民健康综合管理信息平台、地市级全民健康信息平台、部省属医疗机构、疾病预防控制中心、卫生监督中心等相关卫生健康业务信息系统进行信息交换。

地市级全民健康信息平台主要与省级全民健康信息平台、本地市所辖县(市、区)全民健康信息平台、市属医疗机构及医保、血液等相关卫生健康业务信息系统进行信息交换。

县级全民健康信息平台主要与基层医疗卫生数据中心(含基层医疗和基层公共卫生)、县属医疗机构及医保等相关卫生健康业务信息系统进行交换。

# 第三节　基础保障体系架构设计

## 一、基础设施架构设计

全民健康信息化基础设施主要包括传输网络和应用支撑平台,其中传输网络是保障各级卫生健康相关部门良好接入和互联互通的网络服务,主要依托电子政务网络实现卫生健康各相关部门网络的连通。应用支撑平台为支撑上层应用的软硬件环境应用支撑服务和基础设施,全民健康信息应用支撑平台基于云计算技术进行设计,为全民健康信息应用提供统一的计算与存储等基础服务,并以区域全民健康信息平台为核心统一为各业务应用的共性需求,如数据交换、统一认证、移动办公、空间地理信息服务等提供统一的服务支持。

### (一) 网络架构

基于电子健康档案的区域全民健康信息平台网络基础设施平台由内、外两大网络组成。外部网络对外收集和提供信息(向下级部门采集与提供信息,向上级数据中心报送信息),内部网络进行信息管理和系统开发,两网之间用防火墙分隔。外部对内部网络的访问需要通过地址映射、身份查询等一系列安全检查机制才能进行,访问策略的制定是灵活的,可根据具体情况随机配置。内部网络再划分子网,依据功能、性质划分,子网间的访问也是受控的。外部网络的安全性主要依靠虚拟专用网和路由器访问控制表来保障。

对于实时多媒体应用本着中央控制的原则对有条件的用户开放,运维管理中心应具备监视和控制的手段,避免网络拥塞和信息流非必要的重复性传输。整个平台应采用先进的网络管理和网络安全措施与策略,网络管理及安全策略应从系统管理的角度出发,实现网络、应用系统、数据库与主机系统以及安全防护措施和策略的一体化管理,选择适当的防火墙和数据加密技术。网络总体结构如图12所示。

### (二) 计算与存储基础设施

全民健康信息系统的基础设施由卫生健康委统一规划,形成标准统一、集约建设运维的全民健康数据中心,通过对现有服务器、存储设备进行改造,依照基础设施即服务(Infrastructure as a Service,IaaS)的框架设计,部署虚拟化管理软件、网络负载均衡设施等方式,实现现有计算、存储资源的统一管理,并将现有的各类业务应用系统逐步迁移至云计算平台上。各业务处室和直属单位新建的业务系统原则上必须在新的基础设施框架下使用计算和存储资源,不再采用独立建设机房或独立托管的方式单独进行部署。

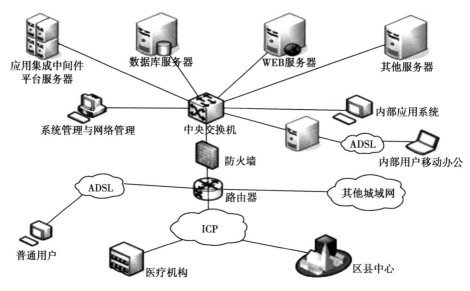

**图 12　网络总体结构图**

各类面向互联网(包括面向移动互联网)的应用,应统一部署在卫生健康支撑平台的互联网接入区,或使用统一的互联网云平台进行部署,不得单独进行托管。同时,各级部门提供的各类互联网政务服务应与卫生健康委网站进行整合。

## 二、标准规范体系设计

标准化建设是全民健康信息化建设的基础工作,也是进行信息交换与共享的基本前提。全民健康信息平台建设必须强调"统一规范、统一代码、统一接口",遵循通用的信息化标准、卫生行业标准、国际标准等,规范卫生健康各领域信息化建设的基本功能、业务流程等。同时也要根据各地实际情况,制定全民健康信息化相关标准。

**(一)标准化原则**

1. 有国家标准的,优先遵循国家标准。

2. 无国家标准的,等效采用或约束使用国际标准;有行业标准的优先遵循行业标准;即将形成行业标准的,争取在标准基本成熟时,将该标准率先引入试用。

3. 无参照标准的,按标准制定规范,自行进行研制。

4. 编写卫生信息交换标准时,应特别考虑到未来的发展和变化。

**(二)遵循与参考的标准**

1. 国家和行业标准　全民健康信息化建设遵循与参考的国家和行业标准见表 1。

表 1　遵循与参考的国家和行业标准

| 序号 | 标准名称 | 标准号 | 编制单位 | 主要内容 |
|---|---|---|---|---|
| 1 | 血站信息系统基本功能标准 | WS/T 811—2022 | 浙江省血液中心、浙江省输血协会、北京市红十字血液中心、上海市血液中心、安徽省血液管理中心、绍兴市中心血站、衢州市中心血站、温州市中心血站、台州市中心血站 | 规定了一般血站信息系统的基本功能要求;适用于一般血站信息系统的规划、设计、开发、应用和评价 |
| 2 | 卫生健康信息基本数据集编制标准 | WS/T 370—2022 | 国家卫生健康委统计信息中心、华中科技大学、解放军总医院、中国人民解放军空军军医大学、上海市疾病预防控制中心 | 规定了卫生健康信息基本数据集的内容结构、数据集元数据、数据元属性、数据元索引和表示方法;适用于指导卫生健康信息相关数据集的编制与使用 |
| 3 | 区域卫生信息平台交互标准 | WS/T 790—2021 | 国家卫生健康委统计信息中心、上海市卫生健康信息中心、湖南省卫生计生委信息统计中心、中国人民解放军空军军医大学、华中科技大学同济医学院、国家卫生信息共享技术及应用工程技术研究中心、国家电子计算机质量监督检验中心、中国软件评测中心 | 规定了区域卫生信息平台交互服务编码和消息结构的编制说明、消息与服务定义、数据类型与通用元素、通用服务、通用服务处理等一系列约束;适用于基于居民健康档案的区域卫生信息平台与接入平台的医疗卫生应用系统间、平台与其他接入平台间以及平台内部服务组件间的信息交互与共享 |
| 4 | 血液产品标签与标识代码标准 | WS/T 789—2021 | 中国医学科学院输血研究所、北京市红十字血液中心、成都市血液中心、南京红十字血液中心、四川大学华西医院 | 规定了一般血站提供的全血及成分血的血液产品标签的编码设计要求;适用于一般血站提供的全血及成分血的血液产品标签 |
| 5 | 国家卫生信息资源使用管理规范 | WS/T 788—2021 | 国家卫生健康委统计信息中心、上海市卫生健康信息中心、上海申康医院发展中心 | 定义了"全民健康保障信息化工程一期项目"卫生信息资源的管理职责、使用方式和安全管理要求;适用于"全民健康保障信息化工程一期项目"卫生信息资源使用与管理 |

续表

| 序号 | 标准名称 | 标准号 | 编制单位 | 主要内容 |
|---|---|---|---|---|
| 6 | 国家卫生信息资源分类与编码管理规范 | WS/T 787—2021 | 国家卫生健康委统计信息中心、湖北省卫生计生信息中心、华中科技大学同济医学院、西北大学医学院 | 规定了国家卫生信息资源目录管理架构、目录编制流程,卫生信息资源调查、目录生成,以及卫生信息资源标识符编码规则;适用于国家卫生信息资源目录的编制和管理 |
| 7 | 药品采购使用管理分类代码与标识码 | WS/T 778—2021 | 国家卫生健康委统计信息中心、国家卫生健康委卫生发展研究中心、中国药学会科技开发中心、天津市医药采购中心 | 规定了化学药品、生物制品、中成药使用与管理的范围、分类与编码的基本原则和方法及相应的药品产品代码,同时包含各药品核心信息的分类与编码规则、方法及相应的代码;适用于各级各类医疗卫生机构、行政主管部门和其他用户在药品采购、配送、库存、使用等相关信息系统建设时,对药品进行分类与标识,保障药品信息采集、信息处理和信息交换等相关工作的标准化、规范化 |
| 8 | 医疗机构感染监测基本数据集 | WS 670—2021 | 国家卫生健康委医院管理研究所、中国人民解放军总医院、山东省立医院、国家卫生健康委统计信息中心、北京大学第一医院、北京大学人民医院、首都医科大学附属北京安贞医院、复旦大学附属中山医院、中南大学湘雅医院、四川大学华西医院 | 规定了医疗机构感染监测基本数据集的数据集元数据属性和数据元属性;适用于各级医疗机构住院患者医疗机构感染相关临床数据的收集、存储与共享等工作 |
| 9 | 卫生信息标识体系对象标识符编号结构与基本规则 | WS/T 682—2020 | 华中科技大学同济医学院、国家卫生健康委统计信息中心、中国电子技术标准化研究院、中国人民解放军空军军医大学、华中科技大学同济医学院附属协和医院、四川省卫生健康委信息中心、北京友谊医院 | 规定了卫生健康信息对象标识符的管理机制、编码结构、编码层级、编码基本规则;适用于卫生健康信息对象标识符(OID)的分配及申请注册 |

续表

| 序号 | 标准名称 | 标准号 | 编制单位 | 主要内容 |
|---|---|---|---|---|
| 10 | 卫生信息标识体系对象标识符注册管理规程 | WS/T 681—2020 | 国家卫生健康委统计信息中心、华中科技大学同济医学院、中国电子技术标准化研究院、上海市卫生健康信息中心、深圳市医学信息中心、中国人民解放军空军军医大学、华中科技大学同济医学院附属同济医院 | 规定了卫生健康信息实体对象标识符注册管理规程,具体规定了:①卫生健康信息 OID 注册机构管理层级,②卫生健康信息 OID 注册分中心和其他实体机构申请注册规程,③卫生健康信息 OID 注册管理规程,④争议解决办法;适用于卫生健康信息 OID 标识的申请、注册、管理和维护 |
| 11 | 国家卫生与人口信息概念数据模型 | WS/T 672—2020 | 国家卫生健康委统计信息中心、中国人民解放军空军军医大学、华中科技大学同济医学院、上海市疾病预防控制中心 | 描述卫生与人口领域信息的特征,规定了对象类及其属性和相互关系;适用于卫生与人口相关领域信息标准的制定和信息系统的研发与管理 |
| 12 | 国家卫生与人口信息数据字典 | WS/T 671—2020 | 中国人民解放军空军军医大学、国家卫生健康委统计信息中心、华中科技大学同济医学院、上海市疾病预防控制中心 | 给出了国家卫生与人口领域的通用数据元及其描述,作为相关领域数据类标准的开发指南;适用于国家卫生与人口领域信息的标准化与规范化,指导数据采集、传输、汇总和集成过程中所使用的各类信息工件的开发,包括数据集、共享文档等 |
| 13 | 电子病历共享文档规范 | WS/T 500—2016 | 北京大学人民医院、北京大学国际医院、华中科技大学同济医学院 | 规定了电子病历文档模板以及对文档头和文档体的一系列约束;适用于电子病历共享的规范采集、传输、存储、共享交换以及信息系统的开发应用 |
| 14 | 卫生统计指标 | WS/T 598—2018 | 国家卫生计生委统计信息中心、上海市疾病预防控制中心、北京市妇幼保健院、武汉大学公共卫生学院、北京大学公共卫生学院 | 规定了卫生统计指标编制的统计指标及指标描述;适用于各级卫生行政部门、医疗卫生机构等的统计数据利用、发布及共享 |
| 15 | 人口死亡登记信息系统基本功能规范 | WS/T 596—2018 | 中国疾病预防控制中心、国家卫生计生委统计信息中心、中国疾病预防控制中心慢性非传染性疾病预防控制中心、上海市疾病预防控制中心 | 规定了人口死亡登记信息系统的基本功能,包括业务管理、系统管理和数据交换;适用于各级疾病预防控制中心及各类医疗机构死亡登记信息系统的开发和建设 |

续表

| 序号 | 标准名称 | 标准号 | 编制单位 | 主要内容 |
|---|---|---|---|---|
| 16 | 医院人财物运营管理基本数据集 | WS 599—2018 | 中国人民解放军总医院、中央军委后勤保障部卫生局、第四军医大学 | 规定了医院人财物运营管理基本数据集的元数据属性和数据元属性;适用于医院人财物运营管理相关的卫生信息系统 |
| 17 | 医学数字影像虚拟打印信息交互规范 | WS/T 597—2018 | 中国医科大学附属第一医院、电子科技大学、国家卫生计生委统计信息中心、国家卫生标准委员会信息标准专业委员会、国际DICOM标准中国委员会、总后卫生部信息中心、宁夏医科大学总医院、华中科技大学同济医学院、四川大学华西医院 | 规定了医学数字影像虚拟打印信息交互过程中的技术内容;适用于全国各级各类医疗卫生机构、医疗设备生产商、医学影像存储与归档系统(PACS)生产商和放射信息系统(RIS)生产商,同时适用于医学数字影像虚拟打印相关软件开发与测评 |
| 18 | 医学数字影像通信(DICOM)中文标准符合性测试规范 | WS/T 548—2017 | 电子科技大学、医学数字影像与通信(DICOM)标准国家地方联合工程实验室、中国医科大学附属第一医院、国家卫生计生委统计信息中心、中国卫生信息学会卫生信息标准专业委员会、国际DICOM标准中国委员会 | 本标准对DICOM标准中的输入与输出服务进行测试,规定了医学数字影像设备中文标准符合性测试的测试方法和PACS系统中文标准符合性测试的测试方法;适用于全国各级各类医疗卫生机构、医疗设备生产商、医学影像存储与归档系统(PACS)生产商和放射信息系统(RIS)生产商的软件开发 |
| 19 | 医院感染管理信息系统基本功能规范 | WS/T 547—2017 | 国家卫生计生委医院管理研究所、中国人民解放军总医院、中南大学湘雅医院、北京大学第三医院、绍兴市人民医院、浙江大学医学院附属第二医院、北京大学人民医院、北京大学第一医院 | 规定了医院感染管理信息系统基本要求,医院感染监测功能要求,重点部门、重点环节和重点人群监测功能要求,医务人员血源性病原体职业暴露监测功能要求,消毒灭菌效果监测功能要求,消毒供应中心质量控制监测功能要求;适用于设置有住院床位的医疗机构中医院感染管理信息系统的设计开发与数据共享 |
| 20 | 远程医疗信息系统与统一通信平台交互规范 | WS/T 546—2017 | 郑州大学第一附属医院、中日友好医院、浙江数字医疗卫生技术研究院、国家卫生计生委统计信息中心、浙江大学医学院附属第一医院 | 规定了远程医疗信息系统与统一通信平台之间的交互要求以及视讯会议系统交互规范;适用于远程医疗信息系统与统一通信平台之间的信息交互与传输 |

续表

| 序号 | 标准名称 | 标准号 | 编制单位 | 主要内容 |
|---|---|---|---|---|
| 21 | 远程医疗信息系统技术规范 | WS/T 545—2017 | 中日友好医院、郑州大学第一附属医院、国家卫生计生委统计信息中心、贵州省卫生信息中心、浙江数字医疗卫生技术研究院 | 规定了远程医疗信息系统总体技术要求、系统功能、信息资源规范、基础设施规范、安全规范和性能要求等;适用于一方医疗机构邀请其他医疗机构,运用网络通信和计算机技术,为本医疗机构的患者及医务人员提供技术支持的医疗活动 |
| 22 | 医学数字影像中文封装与通信规范 | WS/T 544—2017 | 电子科技大学、医学数字影像与通信(DICOM)标准国家地方联合工程实验室、国家卫生计生委统计信息中心 | 规定了医学数字影像与通信中文封装的中文符集方案、中文扩展字符集封装规则与方法;适用于全国各级各类医疗卫生机构、医疗设备生产商、医学影像存储与归档系统(PACS)生产商和放射信息系统(RIS)生产商的软件开发 |
| 23 | 居民健康卡技术规范 | WS/T 543—2017 | 国家卫生计生委统计信息中心、辽宁省卫生计生委信息中心、河南省卫生计生委统计信息中心、佛山市卫生和计划生育局、内蒙古自治区卫生计生委信息中心、中国人民解放军第四军医大学 | 规定了全国统一的居民健康卡用户卡技术规范、应用规范、命令集、终端技术规范、产品检测规范等;适用于制作、发行、使用居民健康卡的卫生计生行政管理部门、医疗卫生机构、第三方联合发卡机构和生产企业 |
| 24 | 疾病控制基本数据集 | WS 375—2017 | 上海市疾病预防控制中心、上海市预防医学研究院、国家卫生计生委统计信息中心 | 规定了疾病控制基本数据集的数据集元数据属性和数据元属性;适用于疾病预防控制机构、提供相关服务的职业卫生服务机构及相关职业卫生监管部门进行相关业务数据采集、传输、存储等工作 |
| 25 | 院前医疗急救基本数据集 | WS 542—2017 | 深圳市急救中心、深圳市标准技术研究院、中国医院协会急救中心(站)管理分会、北京急救中心、天津市急救中心、上海市医疗急救中心、无锡市急救中心、广州市急救医疗指挥中心、惠州市120急救指挥中心 | 规定了院前医疗急救基本数据集的数据集元数据属性和数据元目录,数据元目录包括呼叫受理基本信息、调度指挥基本信息、突发事件信息、质量控制和管理、院前患者基本信息采集表的相关数据元;适用于院前医疗急救信息收集、存储与共享,以及院前医疗急救信息系统建设 |

续表

| 序号 | 标准名称 | 标准号 | 编制单位 | 主要内容 |
|---|---|---|---|---|
| 26 | 继续医学教育管理基本数据集 | WS 540—2017 | 天津市医学科学技术信息研究所、中国继续医学教育杂志社、中国卫生标准管理杂志社、中华医学会继教部、中国医学科学院北京协和医学院继教学院、哈尔滨医科大学继教学院 | 规定了继续医学教育管理基本数据集的数据集元数据属性、数据元目录、数据元值域代码;适用于继续医学教育管理相关的信息系统开发工作 |
| 27 | 远程医疗信息基本数据集 | WS 539—2017 | 华中科技大学同济医学院附属协和医院、华中科技大学同济医学院、浙江大学医学部附属第一医院、中日友好医院、新疆维吾尔自治区人民医院、浙江数字医疗卫生技术研究院 | 规定了远程医疗服务基本数据集的元数据属性、数据元目录;适用于远程医疗服务信息的收集、存储、交换与共享 |
| 28 | 医学数字影像通信基本数据集 | WS 538—2017 | 电子科技大学、医学数字影像与通信(DICOM)标准国家地方联合工程实验室、国家卫生计生委统计信息中心 | 规定了医学数字影像通信数据集元数据属性、数据元属性、数据集中数据元与 DICOM 数据元对照关系;适用于全国各级各类医疗卫生机构、医疗设备生产商、医学影像存储与归档系统(PACS)生产商和放射信息系统(RIS)生产商的各种医学影像的获取、处理、归档、复制、分析、比较以及资源共享、远程传输、异地会诊等软件功能开发 |
| 29 | 居民健康卡数据集 | WS 537—2017 | 国家卫生计生委统计信息中心、中国人民解放军第四军医大学、湖北省卫生信息中心、石家庄市卫生和计划生育委员会 | 规定了居民健康卡卡内数据文件结构的数据集元数据属性、数据元目录、数据元值域代码、数据元存储编码规则及补齐规则;适用于居民健康卡注册管理中心、制卡机构和医疗卫生机构制作、使用和管理居民健康卡的全过程 |

续表

| 序号 | 标准名称 | 标准号 | 编制单位 | 主要内容 |
|---|---|---|---|---|
| 30 | 卫生信息共享文档编制规范 | WS/T 482—2016 | 国家卫生计生委统计信息中心、华中科技大学同济医学院、第四军医大学卫生信息研究所、中国人民解放军总医院 | 规定了卫生信息共享文档的分类体系、内容、架构、文档头和文档体内容记载要求、文档制定的基本规则;适用于全国各级各类提供医疗卫生服务的医疗卫生机构、从事卫生信息化服务的信息技术厂商以及相关的行政管理部门 |
| 31 | 卫生监督现场快速检测通用技术指南 | WS/T 458—2014 | 卫生部卫生监督中心、上海市卫生局卫生监督所、陕西省卫生监督所、天津市卫生监督所 | 规定了卫生监督现场快速检测工作的组织机构、制度、人员、设施、设备、方法、试剂耗材、质量保证、工作策划与准备、现场检测、结果报告等要求;适用于各级卫生监督机构开展的卫生监督现场快速检测工作 |
| 32 | 卫生检测与评价名词术语 | WS/T 455—2014 | 国家卫生计生委监督中心、中国疾病预防控制中心环境与健康相关产品安全所、中国疾病预防控制中心职业卫生与中毒控制所、中国疾病预防控制中心辐射防护与核安全医学所、国家食品安全风险评估中心、江苏省疾病预防控制中心、天津市疾病预防控制中心、上海市疾病预防控制中心 | 规定了卫生检测与评价实验室名词术语的分类和定义(或含义);适用于卫生检测与评价工作,特别是卫生检测技术标准(规范)的编写和实施 |
| 33 | 妇女保健基本数据集 | WS 377—2013 | 卫生部统计信息中心、中国疾病预防控制中心妇幼保健院、安徽省妇幼保健所、华中科技大学同济医学院 | 规定了妇女保健基本数据集的数据元数据属性和数据元属性;适用于指导全国妇女保健基本信息的采集、存储、共享以及信息系统的开发 |
| 34 | 儿童保健基本数据集 | WS 376—2013 | 中国疾病预防控制中心妇幼保健中心、武汉市妇幼保健院、辽宁省妇幼保健院、湖南省妇幼保健院、北京妇幼保健院、云南省妇幼保健院 | 规定了儿童保健基本数据集的数据元数据属性和数据元属性;适用于指导全国儿童基本信息的采集、存储、共享以及信息系统的开发 |

续表

| 序号 | 标准名称 | 标准号 | 编制单位 | 主要内容 |
|---|---|---|---|---|
| 35 | 卫生监督业务信息系统基本功能规范 | WS/T 452—2014 | 卫生部卫生监督中心、上海市卫生局卫生监督所、北京市卫生监督所 | 规定了卫生监督业务信息系统中卫生行政许可审批子系统、卫生监督检查和行政处罚子系统的功能与要求;适用于各级卫生行政部门和卫生监督机构的卫生监督业务信息系统设计、开发和数据共享 |
| 36 | 院前医疗急救指挥信息系统基本功能规范 | WS/T 451—2014 | 深圳市急救中心、卫生部统计信息中心、深圳市标准技术研究院、中国医院协会急救中心(站)管理分会、中国医院协会急救中心(站)管理分会通信专业委员会、无锡市急救中心、东莞市急救中心、深圳市人民医院、深圳市龙岗区人民医院 | 规定了院前医疗急救指挥信息系统的基本功能,包括总体要求、功能构成、功能要求和数据接口;适用于全国各级各类急救中心或卫生行政主管部门进行院前医疗急救及紧急医疗救援调度和指导信息系统的开发和应用 |
| 37 | 慢性病监测信息系统基本功能规范 | WS/T 449—2014 | 中国疾病预防控制中心、北京市疾病预防控制中心、上海市疾病预防控制中心、浙江省疾病预防控制中心、江苏省疾病预防控制中心 | 规定了慢性病监测信息系统中病例报告、随访管理及相关信息的采集交换、数据管理、质量控制和统计分析的功能和要求;适用于各级卫生行政部门、各级各类医疗卫生机构慢性病监测信息系统的建立、使用以及数据的管理和共享 |
| 38 | 基于居民健康档案的区域卫生信息平台技术规范 | WS/T 448—2014 | 卫生部统计信息中心、上海市卫生局信息中心、浙江省卫生信息中心、四川省卫生信息中心、重庆市卫生局、华中科技大学同济医学院 | 规定了基于居民健康档案的区域卫生信息平台的技术架构,区域卫生信息平台注册服务、健康档案整合服务、健康档案存储服务、健康档案管理服务、健康档案调阅服务、健康档案协同服务、区域卫生信息平台信息安全与隐私保护等关键技术要求,区域卫生信息平台 IT 基础设施建设机构接入要求和性能等;适用于区域卫生信息平台的建设,以及相关医疗卫生机构接入区域卫生信息平台 |

续表

| 序号 | 标准名称 | 标准号 | 编制单位 | 主要内容 |
|---|---|---|---|---|
| 39 | 基于电子病历的医院信息平台技术规范 | WS/T 447—2014 | 卫生部统计信息中心、华中科技大学同济医学院附属同济医院、中国医科大学附属盛京医院、四川大学华西医院、无锡市中医医院、解放军总医院 | 规定了医院信息平台的总体技术要求、平台基本功能要求、信息资源规范、交互规范、IT基础设施规范、安全规范和性能要求等;适用于二、三级医院基于电子病历的医院信息平台建设 |
| 40 | 居民健康档案医学检验项目常用代码 | WS 446—2014 | 中国人民解放军第四军医大学、中国人民解放军白求恩国际和平医院、卫生部统计信息中心 | 规定了我国居民健康档案中的医学检验项目(实验室检查项目)的常用代码;适用于居民电子健康档案中医学检验项目的统一标识,并且适用于卫生领域实验室检查项目的表示、交换、识别和处理 |
| 41 | 电子病历基本数据集 | WS 445—2014 | 卫生部统计信息中心、中国人民解放军第四军医大学卫生信息研究所、中国医科大学附属盛京医院、中华医学会、华中科技大学同济医学院 | 规定了电子病历基本数据集的数据集元数据属性和数据元属性;适用于指导电子病历基本信息的采集、存储、共享以及信息系统的开发 |
| 42 | 疾病管理基本数据集 | WS 372—2012 | 浙江数字医疗卫生技术研究院、浙江大学医学院附属第一医院、传染病诊治国家重点实验室、浙江省疾病预防控制中心、浙江省卫生信息中心、浙江省标准化研究院 | 规定了疾病管理基本数据集的数据集元数据属性和数据元属性;适用于疾病管理相关的卫生信息系统 |
| 43 | 卫生信息数据元目录 | WS 363—2011 | 卫生部统计信息中心、中国人民解放军总医院、中国疾病预防控制中心妇幼保健中心 | 规定了卫生信息数据元目录内容结构、属性与描述规则、数据元目录格式和数据元索引;适用于医药卫生领域卫生信息数据元目录的编制 |
| 44 | 卫生信息数据元值域代码 | WS 364—2011 | 卫生部统计信息中心、中国人民解放军第四军医大学、中华医学会 | 规定了卫生数据元值域代码标准的元值域;适用于卫生信息数据元值域标准 |

续表

| 序号 | 标准名称 | 标准号 | 编制单位 | 主要内容 |
|---|---|---|---|---|
| 45 | 城乡居民健康档案基本数据集 | WS 365—2011 | 卫生部统计信息中心、上海市疾病预防控制中心、天津市医学科学技术信息研究所、中国人民解放军第四军医大学、中国人民解放军总医院、中国疾病预防控制中心妇幼保健中心 | 规定了城乡居民健康档案基本数据集的数据集元数据属性和数据元目录;适用于城乡居民健康档案的信息收集、存储与共享,以及城乡居民健康档案管理信息系统建设 |
| 46 | 卫生健康信息数据元标准化规则 | WS/T 303—2023 | 中国人民解放军总医院、国家卫生健康委员会统计信息中心、中国人民解放军空军军医大学 | 规定了卫生信息数据元模型、属性,卫生健康信息数据元的命名、定义、分类以及卫生健康信息数据元内容标准编写格式规范;适用于卫生健康信息数据元目录(数据元字典)的研究与制定、卫生健康信息数据元元数据注册系统的设计与开发、卫生健康信息标准的研究、教学与交流 |
| 47 | 卫生信息数据集分类与编码规则 | WS/T 306—2009 | 中国人民解放军总医院 | 规定了卫生信息数据集分类与编码需遵循的基本原则、技术方法以及应用规则;适用于医药卫生领域各类卫生信息数据集分类与编码方案的制定 |
| 48 | 卫生信息数据模式描述指南 | WS/T 304—2009 | 中国人民解放军总医院 | 规定了卫生信息主题域模式、类关系模式、数据集模式的描述规则;适用于医药卫生领域信息资源的组织与规划、卫生信息系统设计与开发以及具体数据资源描述中的数据模式描述 |
| 49 | 卫生信息数据集元数据规范 | WS/T 305—2009 | 中国人民解放军总医院 | 规定了卫生信息数据集元数据内容框架、卫生信息数据集核心元数据、卫生信息数据集参考元数据、引用信息与代码表;适用于作为卫生信息数据集属性的统一规范化描述,也可作为医药卫生领域针对数据集制定专用元数据标准的依据 |

2. 国际标准和国外标准　全民健康信息化建设遵循与参考的国际标准和其他国家标准见表 2。

表2 遵循与参考的国际标准和其他国家标准

| 序号 | 标准英文名称 | 中文译名 | 编制国家或单位 | 主要内容 |
|---|---|---|---|---|
| 1 | ISO/IEC 11179-7: 2019 Information technology-Metadata registries (MDR) | 信息技术——元数据注册表(MDR) | 国际标准化组织 | 规定了元数据注册表(MDR)扩展规范,其中可以注册描述数据集、一种或多种格式可供访问或下载的数据集合的元数据;注册的元数据提供有关数据集的信息,包括数据集的来源和质量 |
| 2 | ISO/IEC 19501: 2005 Information technology-Open Distributed Processing -Unified Modeling Language (UML) Version 1.4.2 | 信息技术开放分布式处理 统一建模语言(UML)版本1.4.2 | 国际标准化组织 | 描述了统一建模语言(UML),一种用于可视化、指定、构造和记录软件密集型系统工件的图形语言;UML 提供了一种编写系统蓝图的标准方法,包括业务流程和系统功能等概念性内容,以及编程语言语句、数据库模式和可重用软件组件等具体内容 |
| 3 | HL7 Version 3 Standard:Data Types-Abstract Specification, Release 2 | HL7 V3 标准 数据类型-抽象规范,发布版本 2 | HL7 国际组织 | 基于 HL7 参考信息模型(RIM)的一套规范标准;该标准包括在各种医疗机构中,用于记录和管理患者治疗过程的信息交流标准,在患者治疗和公共卫生领域,能够满足医疗信息集成需求的技术的基础部分 |
| 4 | Digital imaging and communications in medicine | 医学数字图像与通信 | 美国放射学会(ACR)和美国国家电器制造协会(NEMA) | 在不同制造商的设备之间建立一个传输图像和相关信息的标准化方法,以促进数字图像信息的通信,推动 PACS 的扩展,允许诊断信息数据库的产生 |
| 5 | International Classification of Diseases,11th revision(ICD-11) | 国际疾病分类第十一次修订本 | 世界卫生组织 | 根据疾病的病因、病理、临床表现和解剖位置等特性,将疾病分门别类,使其成为一个有序的组合,并用编码方法来表示的系统;ICD-11 包括约 17 000 个针对伤害、疾病及死因的唯一代码,由超过 120 000 个可编码术语表示,可对超过 160 万种临床情况进行编码 |

续表

| 序号 | 标准英文名称 | 中文译名 | 编制国家或单位 | 主要内容 |
|---|---|---|---|---|
| 6 | Study Data Tabulation Model | 研究数据制表标准 | 临床数据交换标准协会（CDISC） | 定义了一种临床研究数据表格的标准结构,目的是将病例报告表的数据以统一的标准形式提交给监管部门,其组成包括一组临床数据文件格式和基本准则 |
| 7 | Clinical Data Acquisition Standards Harmonization | 临床数据获取协调标准 | 临床数据交换标准协会（CDISC） | 定义了病例报告表（CRF）中临床试验数据收集的内容标准,该标准基于 SDTM;CDASH 域列表的内容包括:问题描述（question text）、提示（prompt）、SDTM/CDASH 变量名、BRIDG（biomedical research integrated domain group）、定义、CRF完成指南、申办者信息、核心变量分类;用于数据的收集,以支持临床研究从数据收集到数据提交的标准化 |
| 8 | Information technology-Automatic identification and data capture techniques-Data Matrix bar code symbology specification | ISO/IEC 16022 信息技术.自动识别和数据俘获技术.数据矩阵条形码象形规范 | 国际标准化组织 | 定义了数据矩阵符号的要求,规定了数据矩阵符号特征、数据字符编码、符号格式、尺寸和打印质量要求、纠错规则、解码算法和用户可选择的应用参数;适用于任何打印或标记技术产生的所有数据矩阵符号 |

### （三）标准规范建设内容

标准规划与建设包括两部分内容:一是标准规范的规划制定,二是标准规范体系的管理体系建设。整个标准体系主要分为基础类、数据类、技术类和管理类四大类(图 13)。

1. 基础类标准　基础类标准指全民健康信息化建设中普遍遵循、带有全局性,涉及卫生健康信息标准化的总体需求、标准化的基本原则、理论和方法的相关标准,一般是一组由国际、国家或行业颁布的标准。

2. 数据类标准　数据类标准指卫生健康信息采集、表达、处理与传输过程涉及的相关标准。待编制的数据类标准,包括全民健康信息平台共享数据集、共享信息资源目录规范、各应用系统数据交换规范等。

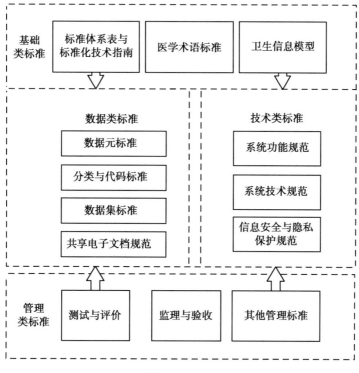

**图 13　卫生健康信息标准体系框架**

3. 技术类标准　技术类标准指卫生健康机构信息系统建设涉及的相关标准。待制定的技术类标准包括区域医疗平台相关功能规范、系统建设技术标准、网络安全标准、生育服务共享标准等。

4. 管理类标准　管理类标准指标准的研制、执行过程,信息工程检查、验收涉及的相关标准,例如信息工程监理、标准化检测、系统功能评估等。管理类标准主要是用于项目实施和维护的一组规范。

**(四) 标准规范管理体系**

建立标准管理组织机构,成立由不同领域专家组成的全民健康信息化标准管理委员会;建立科学合理的标准申请、制定、审核、发布、推广、评估、修订等工作制度机制;制定相关工作流程规范,保证标准制定、发布、管理的连续性、稳定性;有效应用各种工具,包括建设标准维护、发布平台系统,开展标准符合性测试等。通过从组织、制度等全方位的标准体系建设和实施,保证标准的全面性、科学性、权威性,保证标准的贯彻落实和持续发展。

## 三、信息安全体系设计

全民健康信息平台所涉及信息包括:患者的基本健康信息、患者的诊疗数据、卫生资源数据等。这些业务信息遭到破坏后,将严重侵害公民、法人和其他组织的合法权益。一旦业务信息遭到非法入侵、修改、增加、删除等不明侵害(形式包括丢失、破坏、损坏等),会对公民、法人和其他组织的合法权益造成影响和损害,可以表现为:影响正常工作的开展、导致业务能力下降,造成不良影响,引起法律纠纷等。程度表现为严重损害,即工作职能受到严重影响,业务能力显著下降,出现较严重的法律问题,较大范围的不良影响等。因此,全民健康信息平台必须具有极高的可靠性和安全性,信息安全保障体系建设是为了确保全民健康信息平台中硬件、软件及正在处理、存储、传输信息的保密性、完整性、准确性和可用性。

**(一) 安全保障体系架构**

安全保障体系主要由人、制度和技术构成,包括安全策略、安全组织、安全运行、安全技术、安全运维以及相应的管理制度和策略(图14)。

1. 安全策略  指导性,明确目的、目标和管理意图。

2. 安全组织  明确组织体系及职责,包括制度、机构和人员管理。

3. 安全运行  过程规范,包含系统建设和运维管理。

4. 安全技术  具体技术实现,覆盖物理、网络、主机、应用和数据五个层面。物理安全包括环境安全、设备安全以及存储介质安全。针对网络安全采用具体的安全措施主要包括防火墙、安全准入、网络入侵检测、网络安全审计以及网络漏洞扫描等。主机安全主要是主机设备使用安全、系统安全扫描和病毒防杀。应用安全主要是应用系统安全、防篡改、传输加密、访问控制、单点登录、用户管理、统一授权以及应用审计。数据安全包括数据库安全、数据备份以及异地容灾。

5. 安全运维  基于信息技术基础架构库(ITIL),实现人、技术与流程的完美结合。

**(二) 安全保障主要工作**

严格遵循《信息安全等级保护管理办法》的安全要求,与多项国际标准接轨,保证外部合规性;分域防护、综合防范,技术与管理相结合,高效成熟,可扩展。强化技术防范,严格安全管理,切实提高防攻击、防篡改、防病毒、防瘫痪、防窃密能力。

按照国家信息安全等级保护相关要求,开展信息安全保护等级测评。加强信息安全等级保护建设,切实完成重要信息系统的等保定级。

加强信息安全事件报告以及惩处制度建设,对于重大信息安全事件,要严格惩处,并针对相关企业及产品建立"黑名单",同时注重分析问题,防患于未然。

加强电子病历和健康档案在采集、存储、共享和利用方面的安全,研究建立数字认证、数字签名等技术在电子病历和健康档案全面应用的机制。

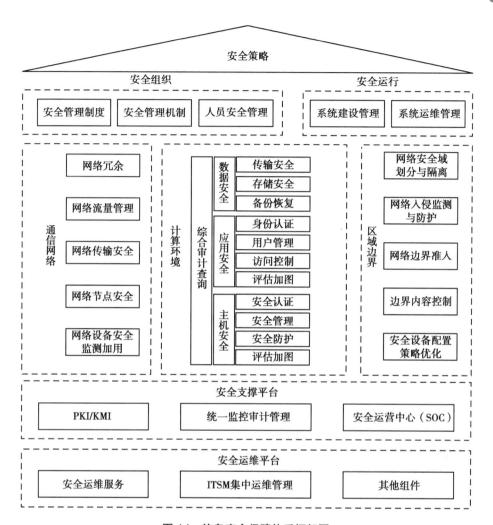

图 14　信息安全保障体系框架图

注:KMI(key management infrastructure),密钥管理基础设计;PKI(public key infrastructure),公钥基础设施。

落实信息安全审查要求,按照国家和地方政府有关信息安全审查制度要求,加强对信息技术产品和信息技术服务提供者的安全管理,确保信息服务和产品安全、可控。

# 第五章

# 管理体系架构设计

## 第一节　政策机制设计

通过对国家以及各地全民健康信息化政策的分析可以发现,当前卫生健康事业的快速发展要求全民健康信息化必须注重全面统筹、协同共享、需求驱动、应用推广,着力提升信息系统联通水平,更需强化全民健康信息化建设的政策机制和环境,需要从组织管理、项目管理、信息管理、人才管理等多个层面创新政策机制,以保证信息化建设的有效开展。

### 一、组织管理政策机制

#### (一)加强信息化管理组织队伍建设

研究制定医疗卫生机构信息管理部门的建设规范,加强卫生健康管理部门、医疗卫生机构、公共卫生机构等信息管理部门的队伍建设。

#### (二)建立医疗服务信息化统筹协调机制

协调医疗机构落实各区域统一的信息化规划,整合优化医疗服务资源,实现深化医改的信息化支撑联动,强化医疗服务信息协同共享,共驻共建。

#### (三)建立区域相关部门协作机制

联合统计、民政、人力社保等部门,针对全民健康信息化及部门间的信息技术应用、网络基础设施建设、信息系统互联互通、信息应用和共享内容,定期沟通,研究分析,交流经验,确保彼此间信息协同共享。

#### (四)完善卫生健康委内部业务协同机制

加强业务部门和信息部门的协同机制,促进管理服务信息化融合发展,坚持重大事项决策机制、统筹管理机制、沟通协商机制,以领导小组会议制度为载体,定期了解进度、督促进度、研究问题,加强与中医局信息化问题的协同解决。

**(五)加强省、市、区(县)建设主体的协调统一**

信息化建设项目涉及多项业务流程、多个机构部门、实施周期长。应充分调动各方在全民健康信息化建设中的积极性,既发挥上级部门的组织指导作用,又发挥下级部门的实施贯彻作用,在各级之间建立信息交流和沟通机制,确保不同层级信息化建设标准的一致性。

## 二、卫生健康信息管理政策机制

根据《国家人口健康信息管理办法(试行)》(国卫规划发〔2014〕24号),研究制定全民健康信息管理的实施细则和方案,健全区域全民健康信息管理机制,目的是提高全民健康信息资源建设的准确性和有效性;确保信息安全和个人隐私;促进信息资源互联互通和安全传输共享;规范健康医疗大数据采集;加强健康医疗信息的有效利用,鼓励科研机构深入挖掘,提升健康医疗大数据的价值,发挥信息化带动全民健康服务模式变革的重要作用。

## 三、人才培养政策机制

与院校及相关单位合作,加强全民健康信息化管理人才在职教育和继续教育,开展多种形式培训和技术交流,加大对医疗大数据人才的培养,同时与相关部门研究全民健康信息化人才的职业发展路径。

# 第二节　组织架构设计

## 一、组织架构设计思路

信息化顶层设计涉及范围大、涵盖内容广、过程复杂,必须有良好的队伍组织才能完成。在全民健康信息化建设过程中,如何协调好卫生健康管理部门、业务部门、信息化项目推进部门以及技术开发团队之间的关系,搭建合适的组织框架,是保障全民健康信息化建设有序推进的关键。组织框架中需要包括具有宏观视野的建设领导机构和能够统筹全局的建设推进机构,以实现驾驭全局、统一协调,有效地加强跨部门协作和资源合理配置的目标;同时需要选择一支经验丰富、技术先进的项目研发团队,以保证完善的业务需求得到相应的技术实现。

## 二、组织架构设计重点

### （一）成立建设领导小组

决策层的高度重视与科学决策,是推进全民健康信息化最重要、最关键的前提。全民健康信息化建设是提高卫生健康机构核心竞争力的关键,涉及对管理体制的改革、管理流程的再造、管理手段的革新、管理团队的重组,必须始终得到决策层高度一致和全力的支持。在全民健康信息化建设过程中,严格实行"一把手负责制",在决策层面建立由区域政府牵头的领导小组,统一安排人员、整合资源、争取资金、督促进度、解决困难,形成平台项目推进多方协调反馈机制,确保全民健康信息化建设的顺利推进。

### （二）组建项目推进部门

全民健康信息化建设是一项"全员工程",涉及层次多、覆盖部门广、参与人员杂,要想高效推进,需要组建一个业务工作熟悉、协调能力强、作用硬朗扎实并拥有一定权限的建设推进部门。该部门主要职责包括:①需求调研阶段,组织卫生健康相关业务部门和技术研发团队开展讨论并形成较为完善的需求;②系统研发阶段,在需求提供方和技术研发方之间搭建畅通的沟通反馈机制;③系统实施阶段,牵头项目的部署、试运行和正式上线;④系统推广阶段,协助卫生健康管理部门推进项目的广泛应用和使用效果评估;⑤系统管理阶段,协调开展各系统的运行和维护等。

### （三）选择技术研发团队

优秀的技术研发团队是全民健康信息化建设目标有效实现的关键。通常技术研发采取外包模式,通过公开招标的形式选择技术研发团队。技术研发团队应从卫生健康业务部门的实际需求出发,借鉴国内外成功经验,坚持"总体规划、阶段实施、不断完善、逐步升级"的原则,研究制定科学有效的人口健康信息平台建设方案。实际建设方案要坚持技术的先进性与适用性相结合,既要适应人口健康信息技术应用的大趋势,又要坚持人口健康信息平台建设方案的个性化。

## 三、人力资源架构设计

### （一）注重人才队伍建设,形成长效培养机制

加强各层级全民健康信息化的机构和队伍建设。根据单位规模和性质配置信息化管理的专兼职机构及人员。加强各层级信息中心建设,建议增加信息化专业管理人员,增设数据管理和分析中心、居民健康卡管理中心、规划与标准管理部。

加强各层级队伍能力建设和开展建设队伍评价。卫生健康信息管理部门

应完善定期培训制度,加强对人才在职培训和继续教育的支持力度,同时借助行业学(协)会力量,开展多种方式的培训和业务交流,加强培训模式、培训质量、评价机制等方面的管理,培养复合型人才。提高人员待遇,建立专业人才激励制度,发挥职称激励作用。研究建立系统承建商的评价机制和行业准入机制。

### (二) 开展卫生健康信息服务建设队伍能力评价

全民健康信息化建设是智力密集型行业,技术发展快。全民健康信息化发展自身的特点决定了人才是信息化发展的关键要素,是提升全民健康信息服务水平的有效动力,也是推动信息技术创新的重要源泉。真正的信息化水平取决于人的信息化、组织的信息化。对全民健康信息服务建设队伍能力进行分析评价,能够测度全民健康信息服务队伍能力水平,帮助相关部门了解做好信息服务队伍建设应具备的要素,找出现有的优势与短板,为提升全民健康信息服务建设队伍能力提供参考。

目前国内开展了大量的信息化建设人才队伍评价研究,马玉成等在区域卫生信息化管理建设绩效评价中提出,人才建设指标主要涉及卫生信息化人才培训的方案、卫生系统领导干部信息技术培训、卫生信息化专职人员配备及能力、卫生信息化发展可持续人才培训、卫生信息化人才培养资金投入。李彬等在我国卫生信息化评价中提出,组织与人力指标主要涉及组织的设置属性、管理健全性、人力资源结构。张晓苗等在中国卫生信息化评价指标体系建设中将人力资源指标分为组织、人力两个二级指标,其中,组织包括设置属性、管理健全性两个三级指标,人力包括负责人情况、工作人员情况两个三级指标。已有的供应商评价体系主要从竞争力评价以及服务质量评价两个方面开展。基于竞争力的评价重点考察供应商的价格、产品质量、行业信誉、财务能力、技术能力、合作能力、管理能力等。如马士华等提出影响供应商选择的主要因素包括四类:企业业绩评价、业务结构与生产能力、质量系统和企业所处环境。王寒等则认为应从价格、质量、行业信誉、企业能力、财务安全、交货能力、企业环境、合作能力等突出业务和经营能力等方面考察供应商。针对服务质量的评价主要以美国市场营销学家帕拉休拉曼、来特汉毛尔和白瑞依据全面质量管理模型建立的 SERVQUAL 模型为基础开展,包括对信息服务可感知性、可靠性、反应性、保证性和文化匹配性等方面的考察。

根据全民健康信息服务的需求与特点,信息服务建设队伍主要包括两类群体,一是作为信息服务建设技术主体的软硬件供应商,二是作为信息服务建设管理主体的各级各类卫生健康机构。以上两类群体的评价指标体系见表3和表4。

**表3    信息服务供应商技术支撑能力评价指标体系**

| 一级指标 | 二级指标 | 指标描述 |
|---|---|---|
| 技术能力 | 技术吸收能力 | 主要指新技术的应用能力和国内外成熟技术学习能力 |
| | 技术创新能力 | 主要指研发投入、自主知识产权占有率等 |
| 产品质量 | 标准符合情况 | 主要指通过标准符合性测试情况 |
| | 资质认证情况 | 主要指通过相关产品或企业的资质认证情况 |
| 服务能力 | 需求认知水平 | 主要指对人口健康信息服务需求的理解和实践能力 |
| | 项目按期交付水平 | 主要指项目按合同期限完成率 |
| | 售后服务水平 | 主要指售后服务的期限、服务项目和收费标准 |
| | 需求变动响应能力 | 主要指灵活添加、删除或调整相应的服务内容的能力 |
| 企业实力 | 企业规模 | 主要指企业注册资金、人员数量等内容 |
| | 项目能力 | 主要指企业承担相关项目的数量及涉及领域的多样性 |
| | 财务水平 | 主要指企业流动资金比率、资产负债率等 |
| 行业影响力 | 市场占有率 | 主要指企业产品或服务市场份额 |
| | 行业服务时间 | 主要指企业从事本领域信息服务时间 |
| | 同行声望 | 主要指企业在行业中的权威程度 |
| | 用户反馈 | 主要指用户满意度 |

**表4    信息服务管理者评价指标体系**

| 一级指标 | 二级指标 | 指标描述 |
|---|---|---|
| 组织 | 组织的设置属性 | 是否独立设置信息化部门、主管信息化领导职位等 |
| | 管理健全性 | 资金是否独立支持、管理制度是否健全等 |
| 人力资源结构 | 人才发展环境 | 人才竞争环境、技术职业资格制度、人才测评等 |
| | 工作人员情况 | 学历、专业、职称、培训、系统开发能力 |

# 第三节    运营管理模式设计

## 一、政府投资管理模式

我国全民健康信息化建设通常由政府组织实施,一般先委托专业咨询公司进行项目的可行性分析,再确认可行性并报批后,成立专门的项目公司。项目公司根据项目的资金需求进行融资,资金来源通常是财政直接拨款和来自银行等金融机构的贷款。同时,项目公司委托设计单位、监管单位、施工单位对项目进行相关设计、监理和施工建设,并对项目进行保险。项目的投资回报通常具有两种情况:一是根据项目提供服务的质量和数量情况,向享受服务的使用者收费;二是直接以税金的形式回收投资,以补充财政资金和归还银行贷款。

## 二、政府和社会资本合作模式

政府与社会资本合作(public private partnership,PPP)模式作为基础设施建设传统融资的重要补充,是指政府和企业基于某个项目形成合作关系的综合管理模式。通过这种组合形式,合作各方可达到与其单独行动相比更有利的结果。合作各方参与某个项目时,政府并不是把项目的责任全部转移给企业,而是通过对项目的扶持,实现参与合作各方的利益,同时共同承担责任和融资风险。PPP的基本特征包括共享投资收益、分担投资风险和承担社会责任。PPP模式与传统政府主导体制相比,具有带动私营部门进入公共服务领域的杠杆作用和风险分担机制,以及在新开辟的资金来源、提供公共服务供给的数量和效率、增加公私部门收入等方面的特点和优势。

### (一)适合社会资本参与全民健康信息化的重点领域

引入社会资本参与全民健康信息化建设,有利于转变政府职能,增强服务透明性,使政府更加聚焦于宏观政策规划制定以及行业监管等工作;充分发挥财政资金使用效益,切实降低行政成本;更有效地实现服务监管,增强服务的透明性。此外,还有利于满足多元化需求,健全人口健康信息服务体系,通过全方位提高人口健康信息服务效率、服务水平和服务质量弥补政府建设全民健康信息化过程中资金、人才、技术以及专业服务方面的不足。虽然我国已经从宏观政策层面放开了社会资本参与公共服务,但对于全民健康信息化这一具体领域,还需要进一步对全民健康信息化建设内容进行分类,明确不同类别内容中政府与社会资本的功能定位。已有研究显示,单纯的正面清单或负面清单都不能准确地界定适合社会资本参与的全民健康信息化建设内容,因此需要在明确原则的前提下具体情况具体分析。适合社会资本参与的全民健康信息化建设内容主要有以下特点:①技术专业性,即信息技术的专业化程度。对于信息技术专业性较高的领域应鼓励有能力的社会资本主动承担,如网络基础设施等基础工具的建设,从而充分发挥社会资本的技术优势。②应用覆盖面,即信息化建设内容的应用范围。由于卫生健康业务的彼此融合,其信息化建设必然需要保证充分的信息共享,这与传统的条块分割的行政管理体制具有一定的矛盾,因此在具有广泛应用覆盖要求的信息化建设内容上有必要引入具有跨机构服务能力的社会资本,如引入银行参与信息化建设等,从而打破卫生健康行政管理体制对信息化的阻碍,便于实现信息共享。③模式创新性,即信息化建设支撑卫生健康服务内容的创新程度,相对传统卫生健康服务,创新型的卫生健康服务模式由于其体系架构、从业人员习惯尚未形成,面临的体制机制阻力相对较小,且适于发挥社会资本的灵活性进行积极探索,因此更适合引入社会资本参与。④政策支撑性,即卫生健康政策对引入社会资本合法性的支撑程度,应优先选择鼓励社会资本参与的信息化建设领域,可依据"政府向社会力量购买服务指导性目录"进一步确定全民健康信息化引入社会资本的重点领域。

在全民健康信息化建设过程中,基础工具类和延伸服务类业务更适合引入社会资本,主要包括网络设施建设、传输介质制发、健康管理平台、健康信息服务、远程教育平台、预约挂号服务等方面。

### (二) 建立顺畅有效的管理机制

全民健康信息化建设既是卫生健康事业发展的重要依托,也是信息化建设的重要领域,在引入社会资本的过程中还涉及融资、监管等一系列工作,必须建立顺畅有效的管理机制才能保证相关政策的有效实施。①形成横跨卫生健康、工信、财政、民政等多部门的协调机构,对社会资本的资质认证、产品评级、业务管理、融资管理等政策进行及时协商。②在遵循《政府和社会资本合作模式操作指南》中政府和社会资本合作项目操作流程的基础上,进一步明确社会资本参与全民健康信息化建设的操作流程,加强前期评估论证、实施方案编制、合作伙伴选择、项目合同签订、项目组织实施以及合作期满移交等管理。③对于符合参与全民健康信息化建设要求的项目和社会资本进行广泛征集,形成备选库,对于不适宜继续承担全民健康信息化建设的社会资本建立完善的退出机制。④充分利用公众监督和反馈加强社会资本参与全民健康信息化建设项目的全方位监督,落实信息披露要求,从而实现能进能出、流程规范、监管有效的管理机制。

### (三) 建立全面实用的评价和监管体系

全民健康信息化建设涉及整个卫生健康业务体系的运转,因此在社会资本参与过程中要强调事前、事中、事后的全程评价以及行业准入的监管,并充分利用第三方机构确保评价的客观性和专业性。

事前评价主要针对社会资本的资质、规模、业绩;实施项目的可行性、安全性;责任机构管理水平、管理能力等方面进行评价。

事中评价主要针对信息化产品质量、运营标准、信息安全管理、卫生服务质量及效率等内容,确保信息化产品以及所支撑的相应服务具有可持续性。

事后评价主要通过定性和定量相结合的方式分析社会资本建设全民健康信息化在服务质量、服务效率、风险规避、促进创新、公众满意度以及可持续性等方面的客观优势。

同时,为充分调动社会资本积极性,可借鉴国外先进经验,对于社会资本发起的非政府参与的全民健康信息化建设项目,以服务许可证的方式加强监管,如对可穿戴设备等产品设立服务许可从而保证产品与卫生健康标准和安全规范相适应。

**(四) 多种途径鼓励社会资本参与**

加强对参与全民健康信息化建设的各类社会资本的资助和扶持。

1. 优化产业环境,鼓励规范企业和社会机构开展全民健康信息化创新应用研究,构建预防、医疗、康复于一体的综合健康服务应用,推动医药技术创新以及网络医疗、移动医疗、智慧医疗等服务模式转变,促进医疗卫生事业科学发展。加强对医疗卫生大数据存储、分析处理、模型库及知识库等技术产品和工具的研发,突破关键环节。

2. 选择典型地区、典型企业、重点领域进行社会资本参与全民健康信息化示范建设。推动全民健康信息化和健康服务业、智慧城市等相关产业的融合发展,促进信息消费,拉动内需。

3. 政府应加强投资补助、基金注资、担保补贴、贷款贴息等多种方式的政策引导,支持引入社会资本参与建设全民健康信息化。同时鼓励金融机构提供财务顾问、融资顾问、银团贷款等综合金融服务,全程参与社会资本建设全民健康信息化项目策划、融资、建设和运营全流程。鼓励项目公司或合作伙伴通过成立私募基金、引入战略投资者、发行债券等多种方式拓宽融资渠道。

除此之外,由于全民健康信息化产品缺乏"使用者付费"基础,需要在成本定价的基础上综合考虑社会需要、财政约束和发展潜力等因素稳定社会资本投资回报,为吸引社会投资创造条件。

## 三、项目运营管理机制

### (一) 强化项目实施过程管理

坚持业务部门全程参与、信息部门具体实施的组织模式,保证信息化紧密围绕业务需求建设,同时促进业务服务管理创新。

确保关键节点科学论证。充分发挥行业内专家资源、科研团队的智库作用,保证项目实施过程的科学管理。

以点代面,点面结合。对于创新性、探索性比较强的项目,要注重积极稳妥地开展试点示范,为下一步的推广打下坚实基础。

### (二) 规范项目验收管理

科学制定验收标准,引导信息化项目可持续发展。通过综合考虑信息系统、信息资源、信息安全、信息标准、保障体系等多种因素,科学制定验收标准,引导信息化建设项目符合当前和长远发展,具备可持续发展能力。

### (三) 加强项目考核评估

通过"以评促建"方式提高项目建设成效。综合考虑项目任务完成情况、流程规范化情况、目标用户满意度情况、相关文档完备情况、持续发展潜力等多项因素建立项目建设绩效考核评估机制,每年设立一定比例的政府资金对信息化项目进行表彰。

### (四) 加强各级项目协调共建

建立省、市、区(县)各级项目建设协调机制,促进共享,避免重复建设。在省级全民健康信息化统一规划基础上,鼓励各地发挥地区优势,开展信息化建设;同时,加强促进已有项目的应用,避免重复建设,节约资源。

# 第六章

# 大数据环境下全民健康信息化发展建议

全民健康信息化和医疗健康大数据是国家信息化建设及战略资源的重要内容,是深化医药卫生体制改革、建设健康中国的重要支撑。"十四五"时期是"健康中国2030"两个阶段的重要衔接,具有举足轻重、承前启后的重要战略地位,各地亟须研究新时期全民健康信息化的发展方向和重点任务,为完成"健康中国2030"规划目标、实现第二个百年目标打下坚实基础。

根据习近平总书记历次有关卫生健康领域的重要讲话精神,结合"健康中国2030"规划目标以及卫生健康事业发展需要,兼顾"十三五"时期各地的发展现状,在信息化架构和管理体系架构设计的基础上,提出大数据环境下全民健康信息化发展建议,以期为我国全民健康信息化建设工作提供参考借鉴。

## 第一节　强化全民健康信息化基础建设

### 一、建设高效稳定安全的全民健康信息交换网络

积极推进网络基础设施建设,充分发挥5G网络高带宽、低时延、稳定性强的特点,推动5G网络在各级各类卫生健康机构的全覆盖。构建覆盖全国所有卫生健康机构的私有云平台,建设基于云计算的私有专用网络,云平台全面支持5G技术,实现各级各类卫生健康机构的无缝接入,提供高带宽、低时延、安全、稳定的数据交换通道。借助卫生健康私有云平台,实现与公安、民政、人力社保、医保、工信、交通运输、市场监管、央行等外部部门的数据共享。

## 二、加强卫生健康新基建建设

通过云计算、5G、物联网等信息技术,以全面提升各级各类卫生健康机构新型基础设施建设水平为目标,推动5G网络建设,实现在各级各类卫生健康机构全覆盖;搭建国家卫生健康私有云平台,为各类卫生健康信息交换共享及业务协同提供稳定、高效、安全、快速的数据链路;持续推进国家医疗健康大数据中心及各地分中心的建设,扩大覆盖范围、拓展数据类型、提高数据质量、确保数据安全、创新数据应用。

## 三、建立国家级医疗健康基础数据库

彻底打通原有全员人口库、电子健康档案库、电子病历库、卫生资源库等基础数据库的壁垒,建立以居民身份证号为主索引的国家级医疗健康基础数据库,整合四大基础数据库,实现个人全生命周期数据管理。同时,通过主索引系统,实现与公安部门的身份证信息、户籍人口信息,医保部门的参保信息,银行系统的银行卡信息,通信企业的通信信息等外部资源互联互通和数据整合。全面整合个人出生、儿童保健、生长记录、计划免疫、体检、就诊、用药、住院、手术、社区康复直至死亡的全生命周期健康信息。

## 四、建立健康医疗大数据目录

建立统一规范的健康医疗大数据资源目录体系和标准体系,按照一数一源、多元校核的原则,实现数据集中权威监督、授权分级分类分域管理,稳步推动健康医疗大数据资源共享开放。明确健康医疗大数据的产权属性,逐渐试点建设健康医疗大数据的交易体系,针对数据的易复制性、易传播性、产品定价差异化等问题,制定健康医疗大数据交易的配套政策以及第三方数据价值评估方案,逐步实现数据经济的规模效应递增目的。

## 五、区域全民健康信息平台功能提升

### (一)打通垂直系统数据壁垒

在全民健康保障信息化工程和区域全民健康信息平台建设的基础上,全面梳理现有国家级垂直信息系统,包括但不限于传染病直报系统、妇幼保健系统、计划免疫系统等,在保障数据安全的前提下,实现委属垂直系统与省级、市级区域全民健康信息平台的信息交互,可以来源于区域平台的数据内容从区域平台抓取,并通过区域平台为各地提供信息服务。各省、市、区(县)级自行开发的信息系统,全面整合于区域平台上,数据全面来源于区域平台,避免基层医务人员直接填报。

**（二）实现区域全民健康信息平台功能提升**

充分发挥各级区域全民健康信息平台数据总线作用，委属和省属各类卫生健康信息系统通过物理整合或逻辑接入的方式，全部实现与本级区域平台的互联互通，建立起全区域一个平台、一个数据中心、一个信息交换途径、一个数据采集点、一个数据交换接口的新模式。在此基础上，实现各级医疗健康大数据分析处理，构建基于嵌入式大型知识库的信息平台和应用软件，整合全区域卫生健康业务及管理数据资源，以需求为基础，运用模型库和知识库建立动态管理、辅助决策的智能卫生管理模式，实现管理机构对卫生健康服务机构的一体化管理，加强一线卫生健康业务运行的动态监测，为卫生管理与决策人员提供高效的信息支持服务，提高管理效率和科学决策水平。

# 第二节　持续推进业务领域信息化建设

## 一、建立智慧化公共卫生信息化体系

### （一）实现自动化流行病学调查

建立自动化流行病学调查信息系统，通过整合医疗机构、公共卫生机构、交通、公安、民政、街道、银行、通信运营商、第三方支付等机构信息，结合地理信息系统和北斗导航全球定位系统，对传染病确诊患者、疑似患者的既往接触史进行自动获取和整合，描绘出确诊或疑似患者的完整运动轨迹，完成快速、准确、全面的流行病学调查，并可通过位置信息、金融结算信息自动识别密切接触人群，确定潜在高危人员、高危场所和高危地区。

### （二）实现突发公共卫生事件自动预警

利用大数据分析处理技术，建立一套覆盖全国各级各类医疗卫生机构的突发公共卫生事件自动预警系统，通过自动采集和整合医疗机构的临床诊断信息、疾控机构流行病调查信息、检测机构的病毒检验信息等，与突发公共卫生事件预警模型进行实时比对，及时发现新的传染病风险或群体性公共卫生事件，并做出预警。同时，该系统也可以从医院信息系统中直接获取法定传染病信息，同步至传染病直报系统，减少人工干预，降低漏报比例。

### （三）实现自主居家医学观察

建立自主居家医学观察管理信息系统，研发一次性、不可拆卸的可穿戴设备，设置电子围栏，实时采集居家医学观察对象的位置，对超出围栏范围的人员进行预警；同时依靠可穿戴设备上的温度传感器、脉搏传感器、血氧浓度传感器、心电传感器等，实时采集居家医学观察对象的生理健康数据，做到早发现、早隔离、早治疗。

#### （四）实现传染病流行趋势预测

建立传染病流行趋势预测信息系统，借助深度学习技术，通过分析以往历次传染病疫情的发展轨迹、各类病毒的致病机制、人员流动趋势等海量信息，对系统进行训练，推理归纳出各类病原微生物在各种情况下的传播轨迹，模拟出一定条件下特定传染源导致的传染性疾病的发展趋势，为传染病流行趋势预测提供准确的科学依据。

#### （五）实现致病源快速分析

利用云计算、大数据技术，构建覆盖全区各级各类病原监测实验室、临床检验实验室，并提供基于病原体分子分型、核酸鉴定、生化分析、质谱分析、耐药谱等分析结果的数字化数据、在线图谱指纹、基因序列等识别信息，实现传染病病原的快速识别、疾病诊断识别、疫情暴发识别的大数据平台，利用预先设计的知识库，自动选择合适的药物及治疗隔离方案，为应急控制传染源提供参考。

#### （六）实现环境健康风险动态监控

建立环境健康风险动态监测和分析系统，通过联通生态环境、自然资源、水利、气象等部门信息系统及温度、湿度、饮用水、空气污染等各类智能传感器，整合空气、水源水质、土壤及自然灾害信息，通过预测分析模型，快速、准确地完成大量数据计算、整理和传递，自动识别环境健康风险，联动各部门，共享资源、交流信息，为及时控制环境健康潜在风险、进一步决策提供参考。

## 二、持续推进医院信息系统建设与升级

#### （一）全面整合医院内部信息系统

三级医院及有条件的二级医院全面建立医院信息系统集成平台或临床数据中心，整合医疗机构内部的信息系统，对于各科室自行建立的信息系统，若无特殊情况一律接入集成平台，形成对外一个数据交换共享接口、对内一套数据交换总线、一套数据标准、一套医护工作平台模式。在此基础上，实现各医疗机构内部的信息整合，以患者身份证号为唯一标识符，建立以患者为中心的数据整合标准，实现全民电子病历、处方、检查检验、收费、手术、住院、麻醉、出院结算等全医疗流程的数据无缝衔接。

#### （二）强化临床决策支持应用

大力发展基于人工智能的临床决策支持系统，开展智能辅助诊疗、智能审方、智能检验检查、医学影像自动识别、病理分型和多学科会诊以及多种医疗健康场景下的智能技术应用，提高医疗服务效率。全面应用人工智能技术提升医疗服务能力，鼓励发展面向各级各类医疗机构的智能辅助诊断技术，不断

提升辅助诊断系统的诊疗支持能力,助力提升中小型医院医生的基本诊疗能力、扩展服务范围。

### (三) 实现全国医疗机构服务和管理信息动态分析

建立医院运营监管平台,以委属(管)医院为起点,逐步实现对全国各类医疗机构运营数据和服务数据的实时获取,基于医院财务运营、资源配置、门急诊、住院、用药等医疗服务提供数据,实现对医院的运营管理、绩效考核以及医院感染、检查检验、护理等质量监管;基于门急诊、住院、手术、药品等临床业务数据,建立涵盖医改监测、医疗质量、经济运行、医院发展和医疗资源等内容的医院综合监管服务信息系统,通过大数据技术对采集的数据进行挖掘和分析,实现各级卫生健康行政部门对医院的动态、全程、智能化监管,满足政府对医院运行情况的实时监测、宏观调控和科学决策的管理需求。

### (四) 助力提升医院安全防护水平

为加强医疗机构安全管理,维护医院安全秩序,确保医务人员人身安全,实现医院监控设备全覆盖、全时段、无死角监控,并利用人脸识别等技术,实时监控危险因素。利用信息化手段,建立自动化安检、固液体检测、防保检测等门禁安全措施。在医生办公室、门急诊诊室、护士工作站等位置,设立报警按钮,实现向公安机关一键报警、一键传输现场音视频、一键固化证据等。

### (五) 为各类医学科研工作提供数据支撑

充分发挥各委属(管)医院及其他大型综合医院在疑难危重疾病诊疗、医学科研、引领区域和全国医疗技术进步上的优势,形成一批临床科学研究基础数据库和案例库,为医疗机构、科研院所、学术组织、药企等在开展疑难病诊疗技术创新、精准医学研究、社会医学研究、疾病预测、新药研发、临床医学教学等方面提供支持。

## 三、继续提升基层卫生信息化水平

### (一) 整合基层卫生机构信息系统

全面梳理各地基层卫生机构使用的信息系统,对于地市级以下区域自行开发的基层卫生信息系统,尤其是以试点工程、科研项目为名义建设且未能广泛应用的信息系统,若无特殊情况,应停止运行。提高基层卫生信息系统统筹建设层次,各地在省级全民健康信息平台的基础上建设省级基层卫生信息系统,将原有地市级以下系统功能整合至省级基层卫生信息系统中,系统迁移过程中确保服务不间断、质量不降低、信息不断档。同时,充分利用区域全民健康信息平台的数据交换功能,对于可以从信息系统中直接获取的信息,杜绝人工填报;确需人工填报的,相同信息只填报一次,切实减轻基层医务人员的工作负担。

### （二）实现基层医疗卫生服务机构疾病诊疗能力提升

建立面向基层医疗卫生服务机构的临床决策支持系统,通过常见病、多发病、慢性病、传染病等临床知识库,助力基层医务人员提升疾病诊疗水平。建立疑难重症双向转诊规则,通过信息系统提示疑难重症诊断和分型,对明确不能由基层医疗卫生服务机构诊治的,通过绿色通道自动分配上转医院,共享病例信息,自动预定床位、检查、手术等,为危重症患者救治节约宝贵时间。

### （三）实现社区居民慢性疾病自动化筛查和智能管理

实现对慢性病的危险因素分析及慢性病风险、疾病负担的精准预测。依托区域平台与辖区内医院电子病历、区域居民电子健康档案以及其他相关医疗信息系统进行数据交换,采集辖区内慢性病患者的疾病数据和健康信息,利用预先设计的慢性病信息知识库,精准识别高危人群及其所对应的慢性病危险因素,依据疾病危险因素与所患疾病的相关性及致病比例预测患病风险及经济负担,从而采取有效的防治、干预措施,以达到对慢性病的科学管理。建设智能化慢性病随访系统,通过可穿戴设备与手机 APP 连接,获取高血压、糖尿病、脑卒中等重点人群的生理、运动、位置等数据,自动生成个性化的随访方案,并通过社区卫生服务人员手持移动设备或健康一体机,实时上传随访记录并写入电子健康档案,提高访视率,增加服务覆盖率,规范化管理。

## 四、统筹推进卫生健康行业“放管服”改革

### （一）扩大在线行政许可范围

比照各级卫生健康行政管理部门权力清单所规定的行政许可事项,充分利用官方网站、APP、微信公众号等途径,建立国家卫生健康行政许可在线办理系统,充分发挥信息化作用,通过整合公安、民政、人力社保、工信、市场监管等部门相关信息,进一步简化手续、减少证明材料、加快办理效率,让数据多跑路、群众少跑腿,能在线办理的一律转移至在线办理平台,确需现场提交、审核材料的,也可通过设置自助办理终端,减少等待时间。

### （二）实现卫生监督执法数字化和网络化

实现公共卫生监测对象的实时监测和预警。在公共卫生机构内部强化信息化建设,完善数字化卫生监督平台建设,实现对辖区内生活饮用水水质、中小学校及幼儿园环境卫生、游泳馆水质、影剧院空气质量及其他重点公共场所卫生状况的实时监测,对异常情况进行自动预警,并可将预警信息自动通知附近卫生执法人员,提高执法效率。同时,为执法人员配备具有图像声音采集、空气质量分析、水质分析等功能为一体的便携式执法仪,对现场执法全过程进行记录,实时采集违法证据,增强执法时效性、公正性。同时,提供面向公众的公共场所卫生状况信息查询及违法举报服务。通过网页、手机 APP、微信公众

号等方式,建立辖区内重点公共场所卫生状况信息查询窗口,定期通报卫生监督执法信息,对违法企业进行曝光,建立违法企业黑名单;提供多种渠道的违法信息举报平台,公众可以通过智能手机对违法信息进行实时举报,并可上传违法证据,进一步提高卫生监督执法效率。

### (三) 全面实施无纸化办公

应用现代化互联网信息技术,以计算机为主的电子产品为办公媒介实现自动化办公,以新型灵活的电子文件替代传统办公的纸质文件,使办公文件可直接通过网络办公系统便捷而准确地传递到指定目标手中,整个过程实现了办公无纸化与办公信息化,从而提高办公效率与办公质量。在各级卫生健康委、医疗机构、公共卫生机构、基层医疗卫生机构建立电子公文传输和处理系统,按照从起草到前置审批、流程签发,到签发后发文挂号、盖章、分发存档,再到收文挂号、批转、传阅、办理、归档等建立电子公文系统实现电子公文的流转,提高工作效率,减少纸张浪费。同时,在各类卫生健康机构内部,大力推广无纸化办公、无纸化服务,用电子处方、电子病历、数字影像、电子发票等代替传统医疗机构的纸质单据和胶片。

### (四) 建立权威卫生健康信息发布和辟谣平台

利用国家卫生健康委官网、微信公众号、微博、APP等途径,建立官方权威的卫生健康信息发布平台,向公众主动发布政策法规、政策解读、突发公共卫生事件预警信息、疾病防控知识、健康知识等内容。同时,利用自然语言处理、大数据等技术,对各种信息传播媒介进行实时监测,及时发现新的观点和论断,结合临床知识库、学术专著、期刊论文等权威知识,对这些新观点进行自动研判,识别真伪,对存疑观点再经专家人工筛选,建立官方性质的统一辟谣平台,及时阻止谣言扩散,降低谣言造成的社会恐慌风险,提高政府舆情监测水平和分析效率。

## 五、开展全方位卫生健康信息服务

### (一) 实现全国统一医疗服务平台

为解决异地居住、工作人群跨省就医等实际需求,降低就医成本和难度,整合各地医疗资源,在各省建立统一挂号平台的基础上,整合全国所有医疗机构的基本信息、出诊信息、专家信息、科室信息、擅长领域、医疗质量评级、床位利用率等信息,建设集信息查询、挂号、就诊建议、在线咨询、电子病历查询、手术排期、住院排期、处方查询、检查检验结果查询、医保政策查询等功能为一体的全国统一医疗服务平台,一个平台、一个账号、一次登录即可在全国各医疗机构享受在线挂号、报告查询等服务,为人民群众了解、选择医疗机构,便捷就医提供技术手段。

## （二）面向全人群发放电子健康卡

全面取消实体居民健康卡及各地、各医疗机构发行的具有健康卡作用的市民卡、就诊卡等,以居民身份证号为唯一标识符,全面发行电子健康卡。电子健康卡作为居民享受各类卫生健康服务的唯一标识和凭证,可利用居民身份证、具有 NFC 功能的手机等载体,实现一卡挂号就诊、入学登记、计划免疫、健康管理等。积极探索区块链技术在电子健康卡中的应用,以技术手段提高隐私保护和数据安全水平。

## （三）实现全国医疗资源统一科学调度

实现全国各类医疗资源信息共享,利用各类卫生资源的地理位置分布,结合各区域中人口分布、人口结构、居民收入等相关信息建设区域卫生资源现状及规划地理信息动态系统,以进行卫生资源、社会管理、开发、利用规划及决策。动态监控医疗卫生机构的实时信息,如门诊量、床位占用等情况,对医疗设备、医护人员、患者流动情况等进行统计分析,对资源布局的调整进行模拟和预测,方便群众通过互联网获取就诊信息及卫生服务,方便卫生部门进行统一、动态的区域卫生健康资源规划。

## （四）因病致贫返贫预警

因病致贫、因病返贫是导致农村人口贫困的主要原因之一,虽然我国通过一系列的减贫、脱贫、扶贫手段和措施全面消除了贫困村,但对于今后一段时间仍会出现的新发贫困,尤其是新发因病致贫返贫人员,仍然是扶贫工作的主要方向。因此,发挥信息化手段的优势,通过在医疗机构、社区卫生服务机构、医保经办机构信息系统中预置突发医疗支出预警系统,利用患者的基本信息、住址、户口类型、年龄、职业、医保类型等因素,动态分析医疗支出是否会引起因病致贫返贫,从源头筛查识别致贫风险。

## （五）实现居民自主健康管理

借助新技术优势,推动传统健康管理向个性化、精确化、智能化发展。利用 5G、物联网和区块链技术,将智能可穿戴设备互联形成智慧健康网络,引导居民主动参与自身健康管理,利用个人健康大数据,在保护个人隐私的前提下,对健康状态进行实时连续监测,实现在线实时管理、预警和行为干预,逐步建立健康的生活方式。通过区域平台收集各体检机构、医院共享的居民健康体检数据,利用预先设置的分析模型对体检结果进行分析,准确甄选健康人群、亚健康人群、疾病人群的健康危险因素,并对其进行全面监测、分析、评估、预测、预防和维护,全面掌握居民健康状况,对可能发生的公共卫生事件进行有效控制。

## （六）打造智慧型健康社区

充分利用人工智能、5G、物联网等信息技术,打造智慧型健康社区,建立以社区为单位的数字健康管理体系和网络。利用信息化手段，将优质医疗资源送到老百姓家门口。推行智能健康设备在各种卫生健康服务中的应用，引入中医体质辨识仪、巡诊车、巡诊包、自助式健康检测平台和老年状态评估系统等便携式检验检查设备和智能终端，发展适合家庭医生工作的全智能化工具以及配套的智能临床决策支持系统，让居民在社区便可享受健康检测、风险筛查服务，合理利用医疗资源，提高基层医生的工作效率，真正发挥家庭医生的健康"守门人"作用。

### （七）发展数字中医药服务

支持中医辨证论治智能辅助系统的研发和应用，积极推动中医诊疗装备的数字化和智能化，结合中医望闻问切等诊断需求以及针灸、艾灸等治疗需求，推动中医智能化诊疗系统以及舌诊仪、脉诊仪、四相仪、针灸机器人、煎药机器人等装备的研发与产业化。加强中西医结合服务，提高重大、危重病患的临床治疗效果。推动健康监测、医疗服务与管理智能化转型，兼顾已病治疗与未病预防，保障国民身体素质全面提升与可持续发展。促进民族医药发展，充分发挥中医药治未病方面的优势及其在预防、治疗、康复等环节的作用，促进亚健康状态调整。

### （八）完善智慧健康养老服务

利用信息通信技术，促进医疗健康供给与需求紧密对接，推动新一代信息技术在养老服务领域的深度应用。加快研究养老机器人等技术和产品的研发，促进"智慧养老院"发展。推广互联网与远程智能监控、生物识别等技术的应用与部署，降低老年人发生意外的风险，提高养老服务体验质量。深化我国卫生健康服务提供方与社区、景区等的跨界合作，促进医疗、护理、保健、预防、居住、生活支援、文化旅游等有机结合，促进以健康管理、康复和健康促进等为主体的健康管理和养老服务产业发展。

## 六、全面深化健康医疗大数据应用

### （一）推进健康医疗行业治理大数据应用

建设完善省医药监管平台，整合相关业务应用，推动全方位、全周期、全过程、线上线下一体化监管。加强深化医药卫生体制改革评估监测，加强居民健康状况等重要数据精准统计和预测评价。综合运用健康医疗大数据资源和信息技术手段，健全医院评价体系，推动深化公立医院改革，完善现代医院管理制度，优化医疗卫生资源布局，建成国家智能社会治理实验基地（卫生健康行业特色），打造卫生健康智能社会治理示范，提升卫生健康行业治理能力。

### （二）推进健康医疗临床和科研大数据应用

开展健康医疗大数据政策、应用、先进技术研究。建设一批心脑血管、肿瘤、老年病和儿科等临床医学数据示范中心,加强人口基因信息安全管理,推动精准医疗技术发展。围绕重大疾病临床用药研制、药物产业化共性关键技术等需求,建立基于大数据的药物副作用预测、创新药物研发数据融合共享机制。优化生物医学大数据布局,系统加强临床和科研数据资源整合共享,提升医学科研及应用效能。

### (三) 深化远程医疗服务应用

提质升级省、市、县、乡四级远程医疗服务体系,完善提升远程医疗平台功能,加快推动远程医疗向公立医疗机构科室延伸,推进远程医疗常态化应用和管理,实现远程医疗数据互联共享。创新开展基于 5G 技术的远程超声、远程手术、远程病理及远程检验质控服务。建设省市"医学影像云"和"心电云",推进影像区域集中存储和"云胶片"服务。健全检查检验结果互认共享机制,推进检验检查结果互认共享,制定全省检查及体检数据采集与集成接口标准规范,丰富远程医疗服务内涵,将远程医疗协作与城市医疗集团、县域医共体和跨区域专科联盟等有机融合,有效支撑分级诊疗。

## 七、创新"互联网 + 医疗健康"便民服务

### (一) 发展"互联网 + 医疗服务"

充分应用互联网等信息技术拓展医疗服务空间和内容,构建覆盖诊前、诊中、诊后的线上线下一体化医疗服务模式。完善省级互联网医院监管平台,推进二级以上医疗机构建设互联网医院。在确保医疗质量和信息安全的前提下,为患者在线提供部分常见病、慢性病复诊服务以及随访管理和远程指导。推进医疗机构处方信息与药品零售消费信息互联互通、实时共享,规范药品网络销售和医疗物流配送管理。

### (二) 规范"互联网 + 公共卫生"

推动居民电子健康档案在线查询和"活化"应用。以高血压、糖尿病等为重点,加强老年慢性病在线服务管理。鼓励利用可穿戴设备获取生命体征数据,为孕产妇提供健康监测与管理。加强对严重精神障碍患者的信息管理、随访评估和分类干预。加快家庭医生签约服务智能化信息平台建设与应用,加强上级医院对基层的技术支持,探索线上考核评价和激励机制,推进网上签约服务,为签约居民在线提供健康咨询、预约转诊、慢性病随访、健康管理、延伸处方等服务。

### (三) 推进"互联网 + 政务服务"

推进出生医学证明、死亡证明、全员人口信息、医师执业注册信息、护士执业注册信息、医疗机构执业登记信息等数据共享,支撑政务服务跨部门、跨层级办理。推进"一键式"查询服务,依托官方网站、官方微信公众号、省政务

服务平台等,有序向公众开放获取查询健康医疗信息。推广"出生一件事"联办等便民服务模式,实现出生医学证明、预防接种、户口登记、医保参保、社保申领等事项"一次提交、多证联办、一站送达"。加快"义诊活动备案""消毒产品卫生安全评价报告备案"等政务服务事项的跨省通办。统筹推进医疗机构、医师、护士、出生医学证明电子证照建设应用。依托全国一体化在线政务服务平台实现出生医学证明电子证照应用推广。

**(四) 完善"互联网+应急救治"**

推进紧急医学救援指挥调度系统建设,加快与院前急救车载监护系统、医院信息平台的互联互通,加强患者信息共享、远程急救指导和院内急救准备,实现院前与院内的无缝对接,构建快速、高效、全覆盖的急危重症医疗救治体系。

# 第三节　加强保障体系建设

## 一、着力开展全民健康信息化基础性研究

### (一) 开展卫生健康决策支持的支撑性研究

发挥第三方研究机构、高等院校、企业的科研力量,开展针对卫生健康决策支持的各类基础性、支撑性研究。加强卫生决策支持的理论研究,包括疾病、症状、药物、检查检验等基础知识库的研制,卫生总费用预测、突发公共卫生事件风险预测、流行病发展趋势预测、疾病风险预测、人口健康水平趋势预测等模型库和推理机制的构建,为建设智慧化、个性化的全民健康信息系统提供重要基础和必要条件。注重新技术与业务的整合,包括临床辅助决策支持系统与诊疗流程的结合,卫生管理决策支持系统与管理机制的结合,由简单到复杂、由初级到高级,逐步提升决策支持系统的智能性。

### (二) 健全全民健康信息化法制建设

全面梳理人工智能、大数据、5G、区块链等技术在卫生健康领域的广泛应用所产生的法律问题,查找现行法律法规的漏洞和缺失,及时与全国人大宪法法律委员会、国务院法制办等部门沟通协调,促进全民健康信息化法制建设趋于完善。落实互联网诊疗活动及互联网医院的准入标准和执业标准,出台规范互联网诊疗行为管理办法,明确监管底线,加强事中事后监管,严守医疗健康服务质量和安全红线。制定远程医疗服务标准规范,健全远程会诊、远程诊断、远程监测和远程医疗卫生应急指挥等远程医疗标准。研究健康医疗大数据权属问题,探索推进健康医疗大数据开放、交易。

## 二、设立国家和省级全民健康信息化建设基金

通过中央和各地财政资金设立国家和省级全民健康信息化建设基金,根据卫生事业发展需要和国家"十四五"全民健康信息化发展规划,编制基金支持项目目录。对各地符合目录建设内容的项目,根据地区和机构自身经济水平,基金予以一定比例的资金支持,并向西部地区、边远地区、基层机构倾斜,力求改变这些地区和机构全民健康信息化建设项目审批慢、立项难、资金少的困境,补齐短板,促进我国全民健康信息化均衡发展。

## 三、着力培育全民健康信息化专业人才队伍

加强综合大学和医学院校卫生信息管理相关专业的学科建设,在进一步加强理论学习的基础上,着重培养学生信息化实操能力,加大实验、设计、编程等课程占比,创新专业实习基地,提高学生解决实际问题的能力。针对各类卫生健康机构信息化部门人才短缺和流失严重的问题,探索建立各医疗机构、公共卫生机构信息部门工作人员工资待遇、职称晋升、职业规划等保障措施。同时,积极与人力资源部门共同商议,设立卫生信息管理师,纳入国家职业管理体系,彻底解决信息部门人员职称晋升难的问题。

## 四、建立全国全民健康信息化建设绩效考核制度

建立符合中国国情、适应卫生健康事业发展的全民健康信息化科学评价机制,面向各级各类卫生健康机构研发精细化、个性化、智能化、自动化的全民健康信息化建设绩效考核指标体系和考核工具,实现信息化建设绩效考核全覆盖。将全民健康信息化建设绩效考核纳入机构和一把手政绩考核当中,对于信息化建设滞后、数据开放共享不力、出现信息安全风险的机构和个人,在年度考评、经费拨付、职务晋升等方面给予一定的限制和惩罚。

## 五、加强标准规范的制定与执行

开展大数据环境下的标准规范制定,坚持把卫生健康信息标准贯穿于全民健康信息化建设的全过程,落实国家健康医疗信息标准规范要求,强化全国统一的健康医疗信息数据标准和编码体系。在医疗信息化网络推行过程中,开展医疗数据、医学影像、电子病历等数据标准的统一制定,从国家层面利用政策、技术等支持,强制贯彻全民健康信息标准的执行。利用政策层面的刚性要求和必要的激励、约束措施进行标准的推广。健全标准规范应用管理组织体系,对接地方与国家级标准管理工作。

## 六、推进全民健康信息安全防护建设

强化事关就医、办事的关键业务系统及核心数据库的容灾备份工作,确保系统运行安全和信息安全。推行以电子认证技术为基础的网络信任体系建设,建立统一互认的 CA 认证体系,保障业务应用安全。完善涉及居民隐私的信息安全体系建设,实现信息共享与隐私保护同步发展,进一步建立和完善电子健康信息交换过程中个人隐私保护、医疗责任认定、投入机制等方面的法律法规,规范跨地区、跨部门、跨行业、跨系统的信息交换与共享行为,明确各利益相关者的责任与义务,保证信息化持续、健康发展。强化网络安全技术研发,建立健全相关安全管理制度、操作规程和技术规范,确保网络、数据、设备等安全可靠。加快建设全国统一标识的医疗卫生人员和医疗卫生机构可信数字身份、电子实名认证、数据访问控制信息系统,创新监管机制,提升监管能力。

# 第四节　完善卫生健康产业布局

## 一、促进全民健康信息产业升级

### (一) 优化产业发展环境

加大政策支持力度,促进社会力量进入互联网医疗健康领域。设立国家数字健康产业发展示范基地。支持平台型互联网医院向高水平、规模化方向发展,鼓励发展紧密型互联网医共体。加强政府监管、行业自律与社会监督,促进数字健康产业规范发展。加快医疗保健领域生产装备、服务器械与机器人、服务平台与系统等研发与部署,积极进行医养(旅)基地规划布局与建设,为全民健康信息产业发展奠定良好基础。

### (二) 发展健康服务新业态

促进全民健康信息化建设与养老、旅游、健身休闲融合,催生新产业、新业态、新模式。发展基于信息技术的健康服务,鼓励发展区域检验检查、在线健康咨询、智能慢性病管理等健康服务,促进个性化健康管理服务发展,培育一批有特色的全民健康信息服务产业。完善全民健康产业链、供应链和创新链,加快龙头企业发展,扶持一批创新型中小微企业。关注重点人群健康服务产业,推进老年医疗卫生服务体系建设,推动社区医疗卫生服务产业化。大力发展数字康养,健全互联网医疗机构与养老机构合作机制。鼓励社会力量兴办数字化医养结合机构。

### (三) 促进医药产业信息化发展

政府加大医药领域新基建投资,引导社会化运作以医药健康大数据为中心的新基建;鼓励药品和医用器械创新研究的信息化服务;强化政府医药流通,扶持以药品集中采购为中心的医药流通领域全流程信息化平台建设与运营;整合医保、民政、财政等资金运用效率,推动以慢性病管理为中心的医药服务信息化产品创新应用;创新医药电子商务监管法规与手段,在现有药品器械准入、互联网医院和药店监管政策框架内,鼓励发展药品和器械的境内外电子商务产业,加快医院药房和零售药店的信息化、网络化转型。

### (四) 大力发展安全可控的信息技术产业

发展基于人工智能、大数据、5G、区块链、云计算、医疗物联网、3D 打印等信息技术的新兴产业,逐步降低我国全民健康信息产业关键环节对国外技术产品的依赖程度,实现国产化替代。发展基于互联网的第三方检验检查中心产业,引导发展区域医学检验中心、区域医疗影像中心、区域病理诊断中心等。支持发展检查信息互认共享、第三方医疗服务评价、健康管理服务评价以及健康市场调查和咨询服务。

## 二、开展全民健康信息化产品示范建设

开展数字健康软件发展试点示范,促进数字健康软件技术产品国产化健康发展。广泛开展数字健康核心应用软件、远程医疗业务系统、通用基础软件、数字诊疗设备嵌入式软件等新技术研究应用示范,培育一批全民健康信息产业新业态,建立优质全民健康信息企业和信息产品名录。对确实具有较好效果的软件,加大力度推广使用,促进医疗卫生软件与数据互联互通。

## 三、充分发挥科研机构作用

各级卫生健康行政部门应加强科研院所等智库机构在理论创新、技术创新和应用评估中的咨询作用,紧密结合医药卫生服务需求,开展决策支持相关研究,开发通用的综合管理、风险评估、疾病诊疗、药物循证、慢性病管理、健康趋势预测、就医行为等知识库,构建健康服务管理辅助决策系统以及临床决策支持系统,为卫生健康管理人员和医务人员提供智能化辅助决策工具。

## 四、探索全民健康信息化国际交流合作

### (一) 建立全球卫生健康信息交换共享平台

以共同应对突发公共卫生事件与疫情防控全球合作为切入点,在联合国宪章和世界卫生组织相关政策框架下,建立中国与世界卫生组织、"一带一路"国家、金砖国家及其他国家的双边、多边卫生健康数据交换和业务协同工作机制。在此基础上,与世界卫生组织和主要区域性国际组织或经济体,共同建立全球卫生健康信息交换共享平台,作为全球范围内交换卫生健康相关信息的

主要途径。

### (二) 建立全球突发公共卫生事件应急预警平台

加强与世界卫生组织在信息交换和业务协同等方面的积极合作,建立全球突发公共卫生事件应急预警平台,实现中国政府与世界卫生组织、"一带一路"国家和其他有意加入的国家建立多边、双边突发公共卫生事件信息的实时交换和预警,第一时间分享各国突发公共卫生事件的起因、影响范围、致病因素、感染途径、传播力度、防控措施、诊疗标准、推荐用药等信息,全面降低全球公共卫生风险。

### (三) 实现留学生目的地、劳务输入国等国家医疗协同

针对中国主要留学生目的地、劳务输入输出国等国家和地区,通过外交途径,积极探索便利就医、基础健康信息共享、检查检验结果互查互认等工作。通过全球卫生健康信息交换共享平台或双边数据交换途径,共享电子病历、电子健康档案、检查检验结果等信息,为留学生、华侨、境外投资者等提供就医便利。

# 第七章

# 全民健康信息化建设典型案例

## 第一节　北京市全民健康信息化顶层设计

### 一、案例背景

随着 2009 年新医改的启动,卫生领域进入信息化建设新时期,将信息化建设作为支撑卫生事业发展的重要工具。2012 年北京市卫生局联合市经济和信息化委员会下发《北京市"十二五"期间卫生信息化发展规划》(京卫办字〔2012〕49 号),提出"十二五"期间卫生信息化发展的主要目标:进一步加强信息技术在卫生领域的应用深度和广度,重点推进区域卫生信息资源的协同共享,提高整体卫生资源的利用率,满足城乡居民公共卫生和医疗服务需求,使患者就医更加方便、卫生服务更加有效、卫生管理更加精准、政府决策更加科学。2014 年北京市政府出台《北京市人民政府关于继续深化医药卫生体制改革的若干意见》(京政发〔2014〕30 号),指出"加快推进信息化建设。加快居民健康档案和电子病历信息系统建设,充分利用信息化技术提高居民健康和慢性病管理水平。支持发展远程医疗、移动医疗,加大优质医疗资源利用效率和辐射带动作用,提高患者就医的便利性。推进多卡合一工作,利用'市民卡'工程,尽快实现居民就诊一卡通。逐步整合信息资源,加快信息标准化建设,推进医疗、医药、医保、健康管理等各类信息实现互联互通、资源共享,提高监督、管理和服务水平。按照支持、规范、监督并重的原则,促进医药卫生领域相关电子商务、信息服务和第三方支付服务的健康发展。"

经过不懈努力,北京地区全民健康信息化全面推进、快速发展,在公共卫生、计划生育、医疗服务、医疗保障、基层卫生、综合管理及区域协同等领域取得了较好的应用效果。在深化医改和完善生育服务政策方面发挥了重要作用，提高了北京地区卫生健康服务和管理水平，切实将"提高管理水平，保障医疗质量，增进人民健康"融入实际行动中。

经过全民健康信息化的快速发展，很多重要的基础设施、应用系统和平台已经建立起来，下一阶段全民健康信息化的发展就是探索解决深化建设应用的有关问题：一是如何统筹规划全市的全民健康信息化管理体系，加强信息化统筹规划、工作推进、项目管理、系统运营的规范化管理，提升信息化建设效益；二是探讨全民健康信息化在推动改进医疗卫生服务、提升政府工作效率和能力方面如何发挥作用，即如何完善全民健康信息化协调有序发展机制、开展多种信息技术服务形式的惠民应用、加强综合管理和服务信息化深度和广度、加强大数据应用与决策支持等方面。

## 二、顶层设计实施过程

北京地区全民健康信息化顶层设计项目成立项目领导小组和执行小组，设立了项目管理办公室，成立了专家委员会，制定了详细的工作方案。工作组由北京市公共卫生信息中心、中国医学科学院医学信息研究所、清华大学信息技术研究院、国家工信部工业文化发展中心等单位组成。设计工作历时1年多，共经历了5个阶段。

1. 前期调研阶段　工作组对北京市全民健康信息化的发展现状进行了详细调查，调研内容包括部门业务及系统应用现状、信息化保障机制建设现状、网络基础建设现状、安全体系建设现状等。

2. 调研访谈阶段　2014年9月北京市卫生计生委发布《关于开展北京地区卫生计生信息化顶层设计的通知》(京卫信息字〔2014〕8号)，在北京市卫生计生委、市中医局、市医管局各处室、委直属单位、区县卫生计生委等共计63个机构进行了深入访谈，并进行了问卷调研。

3. 部门核心业务架构设计阶段　工作组基于前期调研和访谈内容，对北京地区全民健康信息化业务部门的需求进行分析，提出部门核心架构设计初稿，并通过专家咨询的方式反复修改，使部门设计成果在内容、形式及其内在需求上达到较高要求，形成《北京市卫生计生业务现状分析及框架设计报告》，完成了部门层面的设计工作。

4. 总体设计阶段　2015年初开始研究总体设计思路和方法，从以业务对象为中心转变为以信息化为中心，突出整体规划、统筹推进特点，从业务架构入手，进行总体设计，于2015年年中完成总体设计。

5. 总体设计修订阶段　通过不断进行论证完善，并及时吸收"互联网+"、区域协同等思想,形成顶层设计最终成果,包括《北京地区卫生计生信息化顶层设计报告》《北京市卫生计生业务现状分析及框架设计报告》《北京市卫生计生信息资源分析及框架设计报告》《北京市卫生计生信息化现状分析及信息系统框架设计报告》等多个报告。

### 三、建设效果

北京地区全民健康信息化顶层设计是我国卫生健康工作者积极探索推进全民健康信息化顶层设计的有益尝试,主要建设成效体现在以下几个方面。

1. 初步建成北京市现有公共卫生系统应用网络  全市网络体系基本覆盖全市各级各类卫生行政部门和医疗卫生机构,并承载了多个北京市医疗卫生业务应用。各单位基本通过政务外网、医保网、互联网 3 个网络平台完成接入,可在市级平台实现网络互通互联。

2. 基本实现全民健康业务领域信息化建设全覆盖  目前北京市已在公共卫生、计划生育、医疗服务、医疗保障、药品管理、基层卫生和综合管理等领域相继开展了一系列信息化建设工作,取得了显著成效,并在一定程度上创新了各项业务的工作模式,规范了业务工作流程,提高了工作效率。

3. 初步建立市区两级区域全民健康信息平台  已启动基于电子病历的市级全民健康信息平台建设,建成后将实现 30 家试点医院电子病历信息和 5 个试点区县卫生信息资源整合,试点开展远程会诊和转诊,为区域卫生协同应用奠定基础。

4. 信息资源开发利用不断强化  北京市已建立住院患者信息以及门急诊病历首页的个案数据库。正在实施的"电子病历共享工程"项目实现对北京大学肿瘤医院、中日友好医院、北京大学人民医院等 30 家医院电子病历数据的采集,以及对 5 个试点区县社区卫生(医疗)服务机构居民健康档案数据的整合。

5. 网络与信息安全体系初步形成  北京市卫生健康委引入国际信息安全相关标准 ISO/IEC27001、ISO/IEC27002,建立了信息安全管理体系,落实信息安全责任制。稳步开展信息安全等级保护建设,严格按照《信息安全等级保护管理办法》(公通字〔2007〕43 号)对信息系统进行定级。

## 第二节    西城区全民健康信息化顶层设计

### 一、案例背景

近年来,西城区全民健康信息化发展较快,以政府为主导的全民健康信息化统筹推进机制初步形成;基本实现卫生健康业务领域信息化建设全覆盖;逐步开展居民健康卡的建设工作;积极开展全民健康信息化惠民应用服务;逐步探索"互联网+"智慧医疗建设;信息化建设保障体系逐步建立。在公共卫生、计划生育、医疗服务、基层卫生、综合管理等领域取得了一定的应用效果。

在深化医药卫生体制改革、新一代信息技术的推动下,在建设"健康北京""首善之区"的新要求下,西城区全民健康信息化缺乏顶层设计,面临数据统筹和整合利用不足的局面,存在分散建设、多头采集、多系统并立等问题,业务协同和数据共享亟待加强,信息安全防护体系有待完善,相关标准执行不到位,数据质量良莠不齐,人才和资金保障相对匮乏。在西城区卫生健康事业发展的关键时期,迫切需要从行业战略和发展的全局视角,审视西城区全民健康信息化的总体架构和实施路径,通过顶层设计勾勒明晰、可行、科学的技术路线,以指导未来一段时间内西城区全民健康信息化工作,更好地促进西城区全民健康信息化的高效跨越式发展。

## 二、顶层设计实施过程

2017年西城区卫生和计划生育委员会开展全民健康信息化顶层设计工作,成立了项目领导小组和执行小组,设立了项目管理办公室,成立了专家委员会,制定了详细的工作方案,下发《北京市西城区卫生和计划生育委员会关于开展区域人口健康信息化顶层设计的通知》。工作组(西城区卫生计生委信息规划科、西城区卫生计生委信息中心、中国医学科学院医学信息研究所等单位)对西城区全民健康信息化的发展现状进行了详细调查,在西城区卫生计生委各处室、委直属单位等机构进行了深入访谈,在以上基础上对西城区卫生计生各部门业务流程进行了梳理,对信息资源、信息系统、运行保障机制等进行系统分析,设计了西城区卫生健康行业业务、信息资源及信息系统架构,明确了未来五年西城区全民健康信息化发展重点任务,形成了《北京市西城区全民健康信息化现状调查报告》《西城区全民健康信息化顶层设计报告》《北京市西城区全民健康信息化三年行动计划》《西城区"十三五"时期全民健康信息化发展规划》等。

## 三、建设效果

在西城区全民健康信息化顶层设计的支持下,西城区全民健康信息化全面推进、快速发展,在服务医改和生育服务政策不断完善方面发挥了重要作用,提高了西城区卫生健康服务和管理水平,切实将"提高管理水平,保障医疗质量,增进人民健康"融入实际行动中。

1. 提升卫生健康工作质量和效率　西城区重点投资建设了社区卫生综

合服务与管理信息系统、数字医技系统、实验室信息管理系统、公共卫生应急处置综合管理信息系统、流行病学调查系统、冷链温度监控系统、区属医院电子病历系统、法制工作信息系统、婚姻登记系统、流动人口数据容器、卫生监督执法系统、行政审批等一批全民健康信息系统,涵盖医政、计生、疾控、基层、卫监、审批等卫生健康部门几乎所有的核心业务,较好地支持了相关部门的业务管理工作。信息化建设和应用在一定程度上创新了各项业务的工作模式,规范了业务工作流程,减轻了卫生健康人员工作负担,提高了工作效率;同时采集并积累了大量数据资源,为西城区卫生健康行政部门、公共卫生职能机构提供了有力的信息支持和决策依据,也为下一步实现实时监管和科学决策奠定了基础。

2. 提高医疗卫生服务质量和水平　西城区绝大多数区属医院开展了以HIS系统、LIS系统、PACS系统、电子病历系统等组成的医院信息化建设,规范了医院服务流程,对资源进行了优化配置,减轻了医疗卫生工作者的负担,提升了医疗卫生服务质量和水平。西城区社区卫生服务综合管理信息系统为社区卫生服务机构开展"六位一体"的综合健康服务提供了有效支持。西城区卫生健康委也在积极探索基于居民健康卡的区域医疗卫生服务,以促进各医院间共享处方、电子病历、影像检验资料等,方便医生诊疗,有利于提高医疗质量、减少重复检查。

3. 为居民就医和健康管理带来方便实惠　面向公众,提供就医和办事便捷以及丰富多样的信息服务。预约挂号平台为广大患者提供了预约挂号的便利,避免了窗口排队和拥挤,方便百姓就医;部分区属医院和社区卫生服务中心组成紧密型医联体,引导患者有序就医,实现医院与社区卫生服务中心之间影像、检查检验结果共享互认,方便患者、节省费用,还提高了设备的使用率;各部门机构建设的健康门户网站、公众号和客户端等方便居民获取所需的医疗服务、预防保健、健康管理等信息,还可以提供医患、医管之间交流互动的平台。

# 第三节　朝阳区全民健康信息化顶层设计

## 一、案例背景

近年来,北京市朝阳区全民健康信息化得到全面快速发展,以政府为主导的全民健康信息化统筹推进机制初步形成;基本实现了卫生健康业务领域信息化建设全覆盖;初步建立区域卫生信息平台;积极开展全民健康信息化应用服务;信息化建设保障体系逐步建立。在公共卫生、计划生育、医疗服务、药品管理、基层卫生、综合管理及区域协同等领域取得了较好的应用效果,并积累了宝贵的数据资源。

在深化医药卫生体制改革和完善生育政策的新时期,在《北京市朝阳区"十三五"时期卫生事业发展规划》的新要求下,全民健康信息化缺乏顶层设计,面临统筹规划、系统建设、资源利用、保障体系建设等多方面的问题,居民信息化服务需求不断增加,信息化高效、有序、可持续发展的难度也不断增加。需要站在战略高度,从卫生健康事业全局出发,系统性地设计全民健康信息化的总体架构和实现路径,实现全局信息化的高效跨越发展。

## 二、顶层设计实施过程

2017 年北京市朝阳区卫生和计划生育委员会开展了全民健康信息化顶层设计工作,以北京市朝阳区卫生和计划生育委员会信息中心为项目实施组织协调部门,联合中国医学科学院医学信息研究所的项目团队形成项目执行小组,对北京市朝阳区全民健康信息化的发展现状进行了详细调查,在北京市朝阳区卫生计生委主要业务处室、委直属单位和区属医院等进行了现场访谈和问卷调研,在以上基础上对北京市朝阳区卫生计生各部门业务流程进行梳理,对信息资源、信息系统、政策保障机制等进行了系统分析,设计了北京市朝阳区卫生健康行业业务、信息资源及信息系统架构,明确了 2018—2020 年全民健康信息化发展重点任务,并提出了下一步建设的重点工程,形成了《北京市朝阳区人口健康信息化现状报告》《北京市朝阳区医疗服务业务监管及信息化现状调研总结》《北京市朝阳区全民健康信息化顶层设计报告》等。

## 三、建设效果

在朝阳区全民健康信息化顶层设计的支持下,北京市朝阳区全民健康信息化取得了一定建设成效。

1. 为卫生健康管理工作提供了重要支撑和保障　近年来,北京市朝阳区重点投资建设了区域卫生信息平台、行政审批、疾病预防控制、基层卫生、妇幼保健、全员人口管理及生育服务类等一批卫生健康信息系统,涵盖医政、计生、疾控、基层、卫监、审批等卫生健康部门几乎所有的核心业务,全面支持了相关部门的业务管理工作。信息化建设和应用在一定程度上创新了各项业务的工作模式,规范了业务工作流程,减轻了卫生健康人员工作负担,提高了工作效率;同时采集并积累了大量数据资源,为北京市朝阳区各级各类卫生行政部门、公共卫生职能机构提供了有力的信息支持和决策依据,也为下一步实现实时监管和科学决策奠定了基础。

2. 医疗质量和水平有效提升　北京市朝阳区区属医院信息化建设取得

一定成效,绝大多数医院建立了以电子病历为核心的临床信息系统,规范了医院服务流程,对资源进行优化配置,减轻了医疗卫生工作者的负担,提高了工作效率,提升了医疗卫生服务质量和水平。朝阳区也在探索区域医疗卫生服务信息化,促进区域内医疗机构间互联互通、信息共享,如通过区域卫生信息平台,医疗机构间可共享处方、电子病历等,方便医生诊疗,有利于提高医疗质量、减少重复检查。

3. 便民惠民服务有效开展　面向公众,提供多样化的便民惠民服务。为广大患者提供线上预约挂号,避免了窗口排队和拥挤,方便了百姓就医;部分医院就诊采用"一卡通"和手机 APP,优化就诊流程,解决了患者就诊"三长一短"的问题,提高了就医的透明度和患者的满意度;部分医疗机构依托转诊平台实现区域内双向转诊,引导患者有序就医,正在积极筹建区域医学影像归档和通信系统,以实现区域内各医院间检查结果的共享、互认,方便患者、节省费用,提高设备的使用率;各部门机构建设的健康门户网站、公众号等方便居民获取所需的医疗服务、预防保健、健康管理等信息,还可以提供医患、医管之间交流互动的平台。

# 第四节　北京市智慧急救信息化顶层设计

## 一、案例背景

院前急救是指具有通信器材、运输工具和医疗基本要素的专业急救机构,在患者到达医院前所实施的现场抢救和途中监护的医疗活动。北京市院前急救工作主要由北京急救中心承担,其负责全市 120 电话接听、急救资源统一指挥调度、日常急救、突发事件应急处置、重大活动医疗保障等工作。根据国内外诸多理论和实践经验,依托信息技术可以有效提高急救工作效率和救治成功率,争取黄金救治时间。国家卫生健康委等九部门印发《关于进一步完善院前医疗急救服务的指导意见》(国卫医发〔2020〕19 号)也指出:"要设立统一指挥调度信息化平台,与本级区域健康信息平台、二级以上综合医院信息系统实现数据共享。建立健全全国院前医疗急救工作信息管理系统,加强急救相关信息管理,健全急救系统监测预警水平。提高院前医疗急救信息化水平,推动院前医疗急救网络与医院信息系统连接贯通,推动急救调度信息与电信、公安、交通、应急管理等部门及消防救援机构的信息共享与联动,探索并推广急救呼叫定位,探索居民健康档案与调度平台有效对接,提高指挥调度和信息分析处理能力。"

北京院前急救指挥调度系统始建于 1988 年,经过多次升级改造,已经形成覆盖各区级分中心,以统一调度指挥、急救资源管理、现场处置辅助终端、应急信息统计为主要功能的 120 信息平台,在日常院前急救、重大活动保障等方面发挥了重要作用。但是,随着人民健康需求的不断增加,对医疗健康服务特别是院前急救服务提出了新的要求。同时,北京市城市规模大、人口密度大、医疗机构众多、道路环境复杂、中心城区老旧小区设施不健全、交通流量大等特点,均对 120 急救工作提出了更高的标准,对北京市急救信息化建设也提出了新的挑战。

"十四五"时期是全面落实"健康中国 2030"战略规划的关键时期,是北京落实首都城市战略定位、建设国际一流和谐宜居之都、强化京津冀一体化协同发展的关键时期。院前急救作为保障人民群众生命安全的第一道屏障,将在"十四五"时期迎来一个快速发展机遇期,信息化作为全面引领改革发展的新动能,在整个院前急救工作中占有举足轻重的地位。为落实《北京市"十四五"时期院前急救信息化发展规划》相关要求,制定北京市智慧急救信息平台建设实施方案,对平台基本架构、系统功能等进行设计,并制定详细的实施计划,有利于稳步推进平台落地,促进全市院前急救服务和管理水平全面提升,切实保障群众生命健康和城市运行安全。

## 二、顶层设计实施过程

北京急救中心牵头开展智慧急救信息化顶层设计工作,成立了以北京急救中心调度中心(信息科)为项目实施组织协调部门,联合中国医学科学院医学信息研究所的项目团队形成项目执行小组,对北京市院前急救信息化的发展现状进行了详细调查,在北京市卫生健康委有关处室、北京急救中心各业务科室、部分直属分中心、区属分中心等机构进行了现场访谈,并对各直属分中心、区属分中心及一线急救人员进行了问卷调查,详细收集了各单位、各部门对于智慧急救信息化建设的需求。在此基础上对北京市院前急救调度指挥、应急救援、活动保障等业务流程进行了梳理,对信息资源、信息系统、政策保障机制等进行了系统分析,设计了北京市院前急救信息资源及信息系统架构,明确了 2022—2025 年北京市院前急救信息化发展重点任务,并提出了下一步建设的重点工程,形成了《北京市"十四五"时期智慧急救信息化发展规划》《北京市智慧急救信息平台建设实施方案》等。

## 三、主要建设内容

1. 建设院前急救信息化支撑平台　依托北京市政务云平台建设北京急救云,实现各类急救机构、医疗机构、急救人员、设备的互联互通,通过汇集各业务系统数据建立北京市急救大数据中心,支撑业务监管、业务协同和决策支持的有效开展。

2. 夯实信息化基础设施和信息安全建设两大基础    完善信息化基础设施建设,推进通州区副中心机房建设。继续推动 5G 急救车辆改装工作。建立健全信息安全保障体系,全面建立信息安全工作责任制。落实国家信息安全等级保护制度,建立信息安全事件报告以及惩处制度。关键业务系统及核心业务数据库采用"双活"方式。

3. 完善和推进七大领域信息系统建设

(1)完善指挥调度系统:对现有指挥调度系统性能进行优化,响应时间进一步缩短,稳定性进一步增强。面向车组人员提供自动出车提醒、车道级动态导航、急救车状态自动变更等功能。

(2)建设院前急救医疗服务系统:改进车载医疗服务信息系统,实时查询医疗机构和患者信息。建设院前急救电子病历系统。

(3)建设应急保障系统:构建应急保障事件评级模型,实现自动评级建议。汇总系统内信息,经过预设的报告处理模版,自动生成应急保障事件报告。

(4)开展院前急救远程指导与会诊:在现有院前院内急救医疗信息衔接平台的基础上,进一步拓展联通医院数量,扩大试点应用范围。在有条件的医疗机构试点电子患者交接单。设立远程指导岗,对急救医生的救治操作进行远程指导。

(5)开展在线急救培训:建设院前急救在线培训系统,实现在线报名、在线缴费、在线授课、在线考试全流程在线培训业务办理。建立面向急救人员和公众的急救知识服务系统。

(6)拓展公众服务内容和方式:依托"北京通"APP 增加北京急救相关内容,实现信息查询、知识推送、在线咨询、投诉建议等信息服务。

(7)提高院前急救管理和决策能力:建设院前急救综合管理与决策支持系统,实现全市急救资源的统一动态管理。深入挖掘急救历史数据,构建调度、车辆运行、急救人员状态、医院急诊流量、道路情况、急救需求等监控和预测模型。

# 第五节    智慧基层卫生信息化顶层设计

## 一、案例背景

基层医疗卫生机构承担着基本公共卫生、基本医疗服务、常态化疫情防控等诸多重任。开展智慧化基层卫生服务关键技术研究,深度分析基层卫生业务场景、精准设计信息融合模型、研制优质智能知识库和智能数据资源中心,将有助于创新基层卫生服务模式,以最小的投入成本提高基层卫生服务的能力和水平,符合国家新时期卫生健康政策要求且有很强的现实意义。加强基层卫生工作,推动资源下沉,是落实我国新时期卫生健康规划的必然要求。习近平总书记在全国卫生与健康大会上指出:新形势下,我国卫生与健康工作方针是以基层为重点,以改革创新为动力,预防为主,中西医并重,把健康融入所有政策,人民共建共享。国务院办公厅2022年印发的《"十四五"国民健康规划》中指出:要坚持以基层为重点、推动资源下沉,密切上下协作,提高基层防病治病和健康管理能力。

　　基层卫生服务一直以来都是我国卫生健康工作的薄弱环节,困扰基层医生多年的"系统报表繁""多头重复报""数据共享难"等问题一直没有得到有效解决。通过开展智慧基层卫生的顶层设计,研发数据融合模型,可以支撑基层业务的智能协同与报表的智能化自动上报,解决基层卫生的突出问题。建立基层卫生知识库和智能化辅助决策工具、构建智慧基层卫生数据资源中心,可以推动优质资源下沉,赋能基层,提高基层卫生服务的质量和效率,提升基层卫生服务人员的防病和治病水平,发挥基层卫生机构"兜底"作用,切实提高人民群众健康水平。卫生健康大数据是国家重要的基础性战略资源,而基层医疗卫生机构是居民健康档案的初始建立地,是大量健康医疗大数据的源头,是保障真实、可靠、准确的一线数据来源的关键点。

　　我国基层医疗卫生信息化和智能化建设目前面临严峻形势和诸多问题,在基层医疗卫生机构中各级信息系统林立,重复录入现象严重;各级政府配发的垂直系统重点是数据采集,辅助业务能力有限;多源异构数据整合能力不足,协同业务存在瓶颈;基层卫生信息系统功能不完善、操作烦琐、智能化辅助应用有限;基层卫生信息系统承载的200余项业务功能分散在不同的层级、不同的系统;基层卫生信息化的问题表现在基层,根源却在国家、省、市、县不同层级。因此,现阶段亟须开展智慧化基层卫生服务关键技术及应用研究,对智慧基层卫生信息化进行顶层设计,突破复杂多源异构数据融合技术、智慧基层卫生知识库和数据资源中心构建技术、智慧基层卫生辅助决策技术等一系列"卡脖子"关键技术问题。

## 二、主要建设内容

### (一)智慧化基层医疗卫生服务顶层设计

　　1. 需求分析　针对基层医疗卫生机构现有信息系统与实际业务嵌合不充分问题,深入分析各级政府部门、基层医疗卫生机构、居民的需求,全面梳理我国基层卫生服务内容、业务流程等。

2. 构建总体框架　以实现基层业务智能协同和数据智能融合应用为目标,明确智慧化基层医疗卫生服务的指导思想、基本原则、建设目标与运行机制。

3. 顶层架构设计　在实现数据融合的基础上,结合基层临床辅助诊断、智能健康服务等实际应用场景,完成智慧化服务业务架构、数据架构、应用系统架构、基础设施架构、安全与标准体系的设计。

4. 明确实施路径　细化智慧化基层医疗卫生服务实践路径,涉及规划指导、典型引路、重点工程、保障措施、测评验收、示范带动、全面推广等各环节。

**(二)多源异构数据融合模型构建研究**

1. 业务分析与标准研究　针对多源异构健康医疗数据整合能力不足问题,系统分析基层卫生横向纵向各业务之间的数据流,梳理各业务间的逻辑关系和数据交互方式;从数据格式、数据命名、语义标准、疾病代码标准、功能和建设规范等方面明确标准。

2. 多层次一体化多源异构数据整合　设计一体化多源异构数据整合方案。研究数据标注方法,实现数据层标准化处理与融合建库;基于本体理论实现语义的分析和语义层整合;面向应用层整合需求,设计专题库、基础库与归集库的基层卫生共享交换服务库。

3. 数据融合系列模型构建　构建业务协同模型、信息综合模型、共享交换模型、多源数据映射模型、数据与知识融合模型、业务系统与辅助决策融合模型、报表自动化映射模型、报表智能上报模型8类数据融合模型,支撑基层医疗卫生机构系统与其他系统的数据融合和报表的自动上报。

**(三)智慧基层卫生知识库研究**

1. 知识获取与组织　针对智能化辅助应用亟须加深问题,研究知识抽取、知识表示、因果性知识图谱等关键技术,提升知识抽取的能力、知识推理的可解释性。

2. 智能知识库构建　充分发挥专家和资源优势,结合全科医生的实际工作,完善和构建常见病知识库、传染病知识库、绩效管理知识库、双向转诊知识库、医保费用监管知识库、健康教育处方知识库,形成规范、专业的智能知识库。

3. 知识智慧化应用探索及质量评估　运用知识推理、知识检索等技术探索实现如疾病智能识别与鉴别诊断、健康智能干预、基层业务智能监管等应用,并对知识库进行质量评估和完善。

**(四)智能基层卫生数据资源中心建设**

1. 数据资源中心及支撑应用设计　分析基层临床辅助诊断、智能健康管理、医疗协同等应用场景,完成以基础库、多源归集库、专题库、智能工具库为主体的数据资源中心及智能应用功能设计。

2. 核心模块集成及数据资源中心构建 集成顶层设计、模型库和知识库的成果,在数据集成整合的基础上,充分运用新技术,研究构建整合型、一体化的基层卫生数据资源中心,支撑 11 项基层卫生核心智能应用。

### 三、建设效果

通过智慧化基层卫生服务顶层设计,构建智能模型和知识库,构建整合型、一体化智能基层卫生数据资源中心,通过典型引路、示范带动,促进全国基层卫生信息化的良性发展。通过该项工作有利于提升基层卫生的服务质量和效率,赋能基层,提升基层的防病和治病能力;同时通过提升基层的数据质量,促进全民健康信息化和大数据发展及应用。

1. 建立整合型、一体化智能基层卫生数据资源中心,支撑与垂直系统的智能对接 提升基层卫生信息系统的智能性、灵活性、便利性,提高基层卫生服务运转效率,降低基层卫生服务人员非业务工作负担。

2. 提高基层卫生服务水平,助力分级诊疗制度落地,降低医疗费用支出 通过各类知识库和辅助决策工具,可以以最小的投入成本,提升基层卫生服务人员的执业水平,提高诊断效率和准确率,提升基层卫生机构对于急危重症的鉴别和处置能力,减少医疗差错,进而提升居民选择基层医疗卫生机构作为首诊目标的比例,促进分级诊疗制度落地,切实减轻人民群众医疗费用负担、降低时间成本。

3. 发挥基层卫生机构在疫情常态化防控中的作用 通过信息化手段,提高基层卫生服务人员对已知传染病的鉴别能力,同时赋予基层卫生机构筛查新发未知传染病的能力,充分发挥基层卫生机构在疫情早期发现、快速响应、科学处置中的作用。

4. 提高政府部门科学决策水平 通过信息系统对接的方式获取基层卫生服务数据,能够减少传统人工填报带来的漏报、瞒报、错报等问题,有利于大幅提高各级各类全民健康信息系统的数据质量,为政府部门建立更科学、准确、全面的决策支持系统提供数据支撑。

## 第六节 智慧公共卫生应急顶层设计

### 一、案例背景

2020 年 6 月 2 日,习近平总书记在公共卫生专家学者座谈会上强调"要完善传染病疫情和突发公共卫生事件监测系统,提高评估监测敏感性和准确性,建立智慧化预警多点触发机制,健全多渠道监测预警机制,提高实时分析、集中研判的能力";2020年9月8日,习近平总书记在全国抗击新冠肺炎疫情表彰大会上指出"要构筑强大的公共卫生体系,完善疾病预防控制体系,建设平战结合的重大疫情防控救治体系,强化公共卫生法治保障和科技支撑,提升应急物资储备和保障能力,夯实联防联控、群防群控的基层基础"。

经过多年发展,我国公共卫生应急管理体系建设取得长足进步,突发公共卫生事件应急管理和运行机制不断健全;突发公共卫生事件监测预警能力不断提升;突发事件现场卫生应急能力、卫生应急物资保障能力显著增强。然而,智慧化的公共卫生应急管理体系仍面临诸多方面的挑战:常态化公共卫生应急管理跨部门协同模式亟须进一步整合,医防割裂,疫情应急响应机制尚未全面建立,监测预警信息来源单一、共享机制不健全,公共卫生应急信息整合不足、决策要素信息单一,这些都制约着管理者的决策能力,难以实现对全社会整体资源的统筹规划。因此,利用5G、AI、大数据、云计算等新一代信息技术的优势,探索智慧公共卫生应急管理模式,积极挖掘数字技术的潜在价值,整合各类知识和信息,协调社会相关主体,社会公众以分布式群体协同参与管理与决策,构建智慧公共卫生应急管理平台,逐步向智慧多点触发、风险全面感知、智能决策辅助迈进。

## 二、主要建设内容

### (一) 新时代智慧公共卫生应急管理模式构建

1. 理论基础分析　从整体性治理理论出发,运用治理决策数字化方法论构思管理模式架构,掌握系统的联系性和全面性,消除系统壁垒,实现信息的高度交换与共享;以整体性视角整合智慧公共卫生应急碎片化问题,侧重于梳理政府系统内部机构功能,以及政府内外机构之间的多主体合作,将横向部门结构、纵向层级结构与内外多主体结构有机联结,在理论上建构出一个三维立体的整体性智慧公共卫生应急管理模式。

2. 核心要素分析　在对智慧公共卫生应急管理相关理论和研究成果梳理的基础上,分析新时代智慧公共卫生应急管理的内涵、外延等核心要素,提出适用于新时代、符合智慧化治理需求、促进公共卫生应急发展的智慧公共卫生应急管理概念模型、业务模型、功能模型和信息模型。

3. 需求分析　以公共卫生应急管理的实际需求为导向,以新冠病毒感染疫情防控为切入点,利用案例分析方法和利益者相关分析方法,从全面预防、早期预警、精准防控、分类管理、充足保障等方面总结公共卫生应急管理的特征,深入分析我国公共卫生应急管理工作中问题的根源和面临的风险与挑战。针对公共卫生应急管理现状和存在的问题,系统梳理公共卫生应急业务重点任务。

4. 管理模式构建　以数据赋能为核心,从整体性治理理论的目标、责任、整合、制度 4 个要素出发,在智慧公共卫生应急管理机制和运行机理的综合分析基础上,以制度保障为辅助,拟通过"智慧支撑-体系建设-目标导向"的业务运行逻辑框架构建智慧公共卫生应急管理模式。其中,目标导向从全空间、全时段、全过程三个方面推动应急管理过程和重组管理流程。全空间应急管理分为跨主体、跨领域、跨地域的横向治理和多层次、多部门的纵向治理;全时段应急管理主要从危机意识和实时应变角度开展分析;全过程应急管理是通过数据全生命周期分析整体统筹、动态平衡的应急治理流程。体系建设则通过分析监测预警可视化、病原体追溯精细化、研判决策循证化、物资调配标签化和诊断救治全息化等关键智慧管理流程,阐释其数据流向、互动节点、运行流程和整体特征。智慧支撑以数据基础、融合技术、平台系统为切入点,探讨数据赋能业务的核心方向。制度保障在应急物资、科技人才支撑、法治保障三方面开展深入研究。

5. 改进策略　在新时代国家智慧公共卫生应急管理模式的指导下,分析当前我国公共卫生应急管理工作的政策环境,从基础设施建设、物资协调机制、多重协同协作、强化基层作用等方面,提出我国公共卫生应急管理体系的发展策略。

**(二)新时代智慧公共卫生应急管理体系顶层设计**

1. 需求分析　对国家和各省(自治区、直辖市)公共卫生应急管理业务、信息化建设现状进行深度分析,发现各地公共卫生应急管理工作中的问题,查找问题的成因和根源,分析问题背后的深层次原因,结合国家公共卫生应急管理的政策和防控实际,深入分析各级政府部门、卫生健康管理部门、应急管理部门、疾控部门、医疗机构、紧急医学救援机构、基层医疗卫生机构以及居民对于公共卫生应急管理工作的需求,全面梳理我国公共卫生应急管理的业务内容和业务流程等。

2. 构建总体框架　以实现应急管理智能协同和数据智能融合应用为目标,在详细分析各相关方需求的基础上,明确智慧公共卫生应急管理体系建设的指导思想、基本原则、建设目标与建设重点,对智慧公共卫生应急管理体系的总体框架、业务框架、信息系统架构、信息资源架构,以及标准体系、基础设施和政策机制等支撑体系等进行设计。新时代国家智慧公共卫生应急管理平台包括四部分:提供数据交换、数据存储、隐私保护等基础服务的支撑平台;提供公共卫生风险监测预警、智能流行病学调查、重点人群应急管理、发热门诊云平台和智慧居家医学观察等疾控业务支持的智慧传染病联防联控协同平台;提供医疗资源统一调配、突发事件动态评估、协同指挥决策、救援现场处置等应急处置业务的突发公共卫生事件紧急医学救援协同平台;以及面向基层卫生服务的平战一体化智慧基层卫生服务信息系统。

3. 重点领域设计  在实现数据融合的基础上,在智慧公共卫生应急管理模式的指导下,对领导指挥体系、重大疫情应急指挥机制、突发急性传染病大流行应对预案体系、疫情监测和快速反应体系、部门间和区域间联防联控机制、重大疫情应急响应机制、重大疫情救治体系、应急物资保障体系等重点领域进行设计。引入大数据分析处理、人工智能、5G通信等新技术,明确建设重点和实施路径,形成新时代智慧公共卫生应急管理体系顶层设计,明确传染病融合模型构建、应急状态下医疗卫生资源统一科学调度、应急管理平台建设、重点人群健康监测与管理、智能化流行病学调查、省级统筹发热平台建设、智慧化居家医学观察系统等重点任务的实施路径。

### (三) 多链路跨模态公共卫生应急管理大数据融合与共享

1. 业务流程与数据流向的综合分析  广泛收集政府部门、应急管理部门、疾控机构、紧急医学救援机构、医疗机构、基层卫生服务机构等应急处置业务历史数据,分析各方公共卫生应急管理多链路跨模态数据需求,确定数据的种类、来源、类型、采集范围、粒度和隐私保护等级等。针对多源异构公共卫生应急数据整合能力不足问题,系统分析各业务之间的数据流,梳理各业务间的逻辑关系和数据交互方式。

2. 建立数据共享标准描述体系  研究来自政府部门、疾控机构、医院、药店、网络等多源公共卫生应急管理数据以及突发公共卫生事件的共享标准描述体系,形成统一表达范式,建立完整的数据规范。从数据格式、数据命名、语义标准、疾病代码标准、功能和建设规范等方面明确标准,支撑各类业务数据的融合。

3. 多层次一体化多源异构数据整合  面向数据层、语义层和应用层设计一体化多源异构公共卫生应急管理数据整合方案。运用机器学习等技术,研究数据标注方法,实现数据层标准化处理与融合建库;基于本体理论实现语义的分析和语义层整合;面向应用层整合需求,研究构建专题库、基础库与归集库的公共卫生应急管理共享交换服务库。

4. 构建数据融合与共享交换模型  为支撑多层次多链路异构公共卫生应急管理数据的整合,构建智慧公共卫生数据融合系列模型,包括:时空交聚模型、多源数据映射模型、业务系统与辅助决策融合模型、共享交换模型、业务协同模型等,实现多源数据的有效感知和智能融合,支持突发公共卫生事件的精准管控。

5. 设计多链路数据安全共享机制  研究开放环境下多链路公共卫生应急管理大数据的安全共享方法,设计支持隐私保护和分布式智能的公共卫生应急管理大数据共享、分发和流转机制,实现多链路公共卫生应急数据的安全协同共享。

## 三、建设效果

通过构建一种全新的智慧化公共卫生应急管理模式,为公共安全管理部门提供统一标准格式的公共卫生事件发展态势,为公共安全提供决策依据;为医疗卫生服务部门提供应急资源分布数据,减少医疗卫生部门的重复工作,提高医疗卫生服务效率;为社区管理提供统一的疫情信息统计入口和数据要求,方便社区及时准确实现数据采集和上报;为公众提供便捷、权威、可靠的各类突发公共卫生信息服务,提供服务建设依据,通过数字化手段降低疫情对日常生活以及城市活动的影响,在保障公众生命健康安全的同时确保公众的个人信息安全。同时,智慧化公共卫生应急管理模式可广泛应用于各省、市级疾控部门,并与国家疾病预防控制信息系统实现数据融合、共享,全面提升公共卫生应急信息化建设水平,为我国公共卫生安全提供技术保障,更好地保障人民健康和生命安全,为构建人类卫生健康共同体作出更大的贡献。

# 第七节　区域性传染病疫情防控平台顶层设计

## 一、案例背景

重大传染病疫情具有突发性、不可预知性、复杂性,危害群众生命健康,影响社会生产生活、地区经济运行,关乎国家形象和社会稳定。对传染病大规模监测、早期预警和科学应对,成为健全完善现代突发公共卫生事件应急管理体系的迫切需求。习近平总书记强调,要改革完善重大疫情防控救治体系,发挥科技支撑作用,鼓励运用大数据、人工智能、云计算等数字技术,在疫情监测分析、病毒溯源、防控救治、资源调配等方面更好地发挥支撑作用。

智能化的信息系统已成必然趋势。基于大数据、人工智能,结合知识库和模型库系统,实现大规模人群、连续的新发传染病及法定传染病监测、预警和应对是疾病预防控制体系现代化建设的重要组成部分,是提升公共卫生服务能力的重要手段。

为逐步构建以人为核心的"全民、全生命周期、全覆盖"的新时代疾病监测与健康信息管理模式,中国疾病预防控制中心优化完善信息系统,促进互联互通和业务协同,强化数据综合分析利用。各地疾控中心在信息化建设中坚持从疾病管理向以人为核心的疾病全生命周期动态监测转变,整合条块化信息系统,加强系统互联互通和业务协同,疾病预防控制工作的科学化水平明显提升。然而,目前现有的信息系统难以实现对新发传染病的早期筛查发现、及时预警和连续动态监测,智能化不足,缺乏症状监测相应功能;公共卫生大数据资源的价值未得到挖掘和利用,传染病监测系统存在亟待解决的问题。因此,亟须设计国家和地方协同推进的传染病防控模式,研究设计地方传染病监测、预警、应对平台,并进一步完善国家传染病直报系统的功能。

2020年2月10日习近平总书记亲临一线,到北京市朝阳区疾病预防控制中心调研,并明确提出了推进疾控体系现代化等要求。北京市政府及各级卫生部门对疫情监测、预警和应对工作高度重视,积极探索现代化疾控体系建设的策略和措施。

## 二、主要建设内容

### (一) 智慧化传染病防控模式设计

1. 协同推进　建设市级(或区县级)传染病监测、预警和应对平台,加强地方平台与国家传染病直报系统的信息交换与对接。

2. 双重监测　在市级(或区县级)层面实现疾病和症状双重监测,促进新发传染病的早期识别。

3. 智能识别　在各级医疗机构、发热门诊、社区卫生服务机构、疾控中心、实验室的系统中配备知识库和模型库,为实现大规模监测、早期预警和科学应对提供支撑。

4. 自动上报　利用市级(或区县级)传染病监测、预警和应对平台对医院信息系统门诊数据和居民电子健康档案进行采集并自动生成传染病报告基本信息,实时上传国家传染病直报系统。同时,省级部门可以获得相应的数据。

5. 数据融合　在国家层面形成公共卫生大数据中心,实现跨区域、跨行业数据的融合。

### (二) 开展支撑健康医疗大数据的整合

分析重大新发传染病在监测、预警、应对等环节中的数据需求,确定支撑数据的种类、来源、类型、采集范围、粒度和隐私保护需求等,完成相应的数据层、语义层、应用层的整合。

### (三) 构建传染病防控智能知识库和模型库系统

通过分析权威专家经验、传染病预防控制指南、临床诊疗方案、监测报告、典型病例流行病学调查报告、电子病历、电子健康档案、国内外文献等内容,构建六类知识库(传染病通用知识库、特异症状知识库、传染病诊断知识库、传染病治疗知识库、发热等常见症状知识库、异常检查知识库)和六类模型库(症状与疾病关联模型、传染病鉴别模型、传染病监测模型、传染病预警模型、流行病学调查模型、传染病追踪模型)。

### （四）建设区域性传染病监测、预警和应对平台

完成信息平台的需求分析、架构和功能设计。平台由下至上分别为数据集成层、知识库与模型库层、功能应用层、表现层和用户层。

1. 数据集成层　实现社区居民、医疗机构、社区卫生服务机构、区域卫生信息平台、公安部门、交通运输部门、通信运营商等多方数据的集成。

2. 知识库与模型库层　整合六类知识库和六类模型库,辅助社区居民、基层医生和医疗机构人员对传染病的智能化识别、上报,并筛查疑似传染病信息,实现疾控中心对辖区内传染病的自动检测和预警,支撑智能化流行病学调查,有效追踪密切接触者。

3. 功能应用层　包括智能健康服务、传染病监测、传染病预警、传染病应对、联防联控、疫情分析决策六大功能。

（1）智能健康服务功能:为社区居民提供健康自测和健康管理服务,通过服务促进居民及时上报传染病疑似症状及流行病史,并通过健康管理加强疾病的预防。

（2）传染病监测功能:支持疾病和症状双重监测,信息来源于社区居民上报的传染病疑似症状和各级医疗机构上报的传染病报告等信息,为传染病预警和应对提供数据支撑。

（3）传染病预警功能:主要根据异常症状和重点疾病的提示,结合流行病学史等相关信息,对疾病的散发、暴发等情况进行预警。

（4）传染病应对功能:实现智能化的流行病学调查、病例活动轨迹进行分析,实现密切接触者的智能化追踪、传染病的综合防控。

（5）联防联控功能:关联交通、通信、医疗等多方信息,并加强重点人群管理、强化出入管理、开展全面信息排查、启动资源智能调配和辅助管理决策。

（6）疫情分析决策功能:向公共卫生应急管理部门提供统计分析和决策支持功能,全面展示疫情动态和疫情预测,为各级部门的决策提供支撑。

4. 表现层和用户层　实现系统与终端用户的交互,支持网页、手机 APP、微信等多种形式,为社区居民、社区卫生服务机构、社区居委会、医疗机构、各级卫生管理人员提供信息服务和决策支持。

## 三、建设效果

通过区域性传染病疫情防控平台的建设,能够重点解决我国传染病监测、预警和应对中存在的问题,具有较强的现实作用。

### （一）准确、及时、全面采集数据,为疫情防控提供全方位支持

日常使用时,系统全面采集社区居民的健康数据,发现疑似传染病症状和流行病学史时自动预警,并上报信息。在传染病流行期间,系统收集社区居民

的流行病学调查信息、活动轨迹，关联交通、通信等各类信息，通过智能化知识库实现数据审核，描述危险因素与疾病间的关联，基于准确、及时、全面的信息发现高危人群和防治的重点，为传染病疫情防控提供决策支持。

**（二）通过提供智能健康服务功能，实现"平战结合"**

智能健康服务为居民提供日常的健康自测和健康管理功能，其中健康自测可以实现传染病和常见病的知识查询、症状识别和鉴别诊断；健康管理可以加强对社区居民的健康知识宣传、健康状况分析、综合干预。一方面，吸引社区居民日常使用，将日常健康管理与传染病疫情防控有机结合；另一方面，借助信息化加强传染病知识宣传，强化居民疾病预防意识，实现"平战结合"。

**（三）通过疾病和症状双重监测，实现关口前移，强化多方责任**

在常规病例监测基础上，增加疑似传染病症状监测，实现对传染病的辅助诊断、疑似传染病自动上报等功能。地方疾控部门和社区卫生服务管理部门可以实时监控相关信息，通过疾病和症状的双重监测，实现传染病关口前移，强化地方疾控部门、基层社区管理部门、社区卫生服务机构、医疗机构等多方责任，切实做到传染病的早发现。

# 附 录

## 附录1　天津市全民健康信息化"十四五"发展规划

### 一、打造高质量全民健康信息化基础资源

贯彻落实"互联网+医疗健康"示范省战略合作协议要求,全面建成统一权威、互联互通的人口健康信息平台,推动和规范"互联网+医疗健康"服务,创新互联网健康医疗服务模式。聚焦全市卫生健康业务网络统一规划、统筹管理的目标,建设高质量全民健康信息化业务基础网络,逐步实现各类卫生健康业务系统"一网支撑""一网覆盖",为优质卫生服务资源共享提供稳定高速的网络基础平台。建好健康医疗大数据超级平台,做好全市健康医疗大数据采集汇聚工作,提升数据汇聚质量。构建健康医疗大数据管理体系,推进大数据在疫情防控、便民惠民、运行决策、服务监管、医疗质量等方面的应用。进一步推动医疗健康大数据开放共享、深度挖掘和广泛应用。消除数据壁垒,建立跨部门跨领域密切配合、统一归口的健康医疗数据共享机制。培育健康医疗大数据应用新业态,支持重点区域产业发展,加强数据安全保障和患者隐私保护。

### 二、推进全民健康信息平台系统建设水平

以居民健康为中心,以信息化技术为手段,推进全民健康信息平台系统建设应用,推进业务协同,优化惠民服务,落实统一监管。健全完善公共卫生、医疗服务、药品管理、疾病控制、妇幼保健、中医、职业病、人口、后勤(医疗废物)

等市级业务系统功能,并与药品和医疗器械全生命周期追溯监管系统实现对接。运用信息化手段落实分级诊疗制度,搭建覆盖全市各级公立卫生机构的市级分级诊疗平台,实现对数据、服务、业务、接口的统一管理,全面建立远程医疗应用体系,在全市范围内推广远程会诊、远程超声、移动式院前协同急救等应用,促进医疗资源上下贯通。建设天津市智慧云影像平台,推进全市跨机构医学影像检查信息互联共享、检查互认。

## 三、建设智慧卫健机关

借助信息化手段提升行业机关及事业单位管理运行水平,优化网络基础保障,从安防、后勤、办公、会议、节能等方面入手,将智能化管理与综合运维管理全方位整合,做好节能降碳,全方位降低行政成本、提高工作效率。同时,从协同办公、后勤管理、数据分析、综合监管等方面提升行业行政部门信息化应用水平,加强和创新信息化在社会治理中的应用,全方位提高管理效能。

## 四、助力融合共享便民服务

推进"一码通"融合服务,推动实名制就医,加强居民卫生健康身份标识与使用管理。加快推进居民电子健康码规范应用,推动居民电子健康码替代医疗卫生机构就诊卡,破除多码并存互不通用信息壁垒,逐步实现卫生健康行业内一码通用,加强信息互通、业务通办,方便群众使用。推进"一网办"政务服务,扩大卫生健康领域政务共享服务,探索跨区域跨部门健康信息共享应用和监管,做好相关政务数据向社会开放工作,便捷居民信息查询服务,推进基层减负服务。

## 五、实施智慧医院高质量建设工程

将信息化作为医院基本建设的优先领域,建设电子病历、智慧服务、智慧管理"三位一体"的智慧医院信息系统,逐步提高公立医院运营管理信息化水平。推进行业各单位广泛开展互联互通标准化成熟度测评,各级公立医院内全面实现医疗服务信息互通共享,打造区域"互通、互认、互信"的数字化改革样板,助推智慧医院建设提质增效。鼓励各级医疗机构加快应用智能可穿戴设备、人工智能辅助诊断和治疗系统等智慧服务软硬件,提高医疗服务的智慧化、个性化水平。建设一批发挥示范引领作用的智慧医院,形成线上线下一体化医疗服务模式,增强医疗服务区域均衡性。

## 六、加强疾病流行趋势智能监测

运用大数据分析手段,加强疾病流行趋势智能监测,提升重大公共卫生事件应对能力。规范重大疫情监测和公共卫生应急响应作业全流程,强化数据标准化和分类采集,建立健全传染病、重大健康危险因素监测预警体系。进一步完善和利用好天津市卫生应急指挥决策系统,逐步实现市、区两级卫生应急决策指挥平台互通对接和信息资源共享,满足应急值守、信息汇总、指挥协调、资源调度、辅助决策等基本功能。

## 七、推动互联网医院持续健康发展

进一步培育新业态、新模式,到 2023 年年底全市互联网医院达到 30 家以上。推动互联网医院持续健康发展,规范互联网医院管理,提高医疗服务效率,保证医疗质量和医疗安全,强化互联网医院与线下依托的实体医疗机构之间的数据共享和业务协同,持续提供线上线下无缝衔接服务,服务智慧城市建设。

## 八、开展数字健共体建设

统筹推进各区、各单位共同建设数字健共体,全面推开基层数字健共体建设,推广基层医疗机构"云管理""云服务""云药房""云检查"平台应用,提升卫生健康资源使用效率,实现患者健康服务便捷化,助力智慧社区建设。

## 九、兼顾数字发展与人文关怀

在全民健康信息化过程中,兼顾数字化、信息化技术创新发展与人文关怀之间的关系。以老年人、儿童、孕产妇、残障人士为重点,在智慧医院建设、智慧服务、信息化系统使用、新技术应用等方面,关注重点群体特殊需求,探索保障措施,提供友善友好型服务,解决重点人员在就医诊疗、健康管理过程中遇到的智能技术方面困难,跨越数字鸿沟,积极培育智慧医疗健康新业态,促进公共服务均等化水平进一步提升,不断满足人民多层次、多样化健康服务需求,提升全民健康信息化服务便捷化、智能化、人性化服务水平。

## 十、持续发挥"互联网 + 医疗健康"示范引领作用

建好国家智能社会治理实验特色基地(卫生健康),搭建一批智能社会治理典型应用场景,出台一批卫生健康领域智能社会治理的标准、规范,努力实现健康服务人性化,让智能创新引领天津社会治理及卫生健康事业发展。加快推进云计算、大数据、物联网、移动通信、人工智能、区块链等新一代信息技术与医疗卫生服务、疾病预防控制、健康管理深度融合,重点围绕互联网医疗、智慧服务、智能医院、数字抗疫、重大危险因素监测、健康医疗大数据创新

应用、人工智能与医疗健康应用融合等方面，在全市打造、遴选和推广一批成效显著、创新引领性强、可复制推广的"互联网＋医疗健康"示范项目，落实激励支持政策，开展种子项目关注培养工作。全力配合 5G 通信基础设施部署，做好全市 5G＋医疗健康应用试点建设，鼓励行业各单位开展 5G 应用示范推广工作，以远程诊疗、健康管理、疾病预防、公共卫生服务、老年健康、中医养生保健等领域为重点，探索、培育、丰富新型 5G 应用场景，积极复制推广相对成熟的 5G 应用，探索 6G 技术、北斗系统远景应用需求。完善全民健康信息化应用和基础标准，在应急救治、远程会诊、远程检查、临床辅助诊断决策、医用机器人、公共卫生服务、医院管理等方面，推动健康医疗大数据、互联网＋医疗健康、医学人工智能、5G、区块链、物联网、IPv6 等新一代信息技术标准体系。鼓励各类医疗卫生机构、科研院所、高等院校、学会、协会、企业等参与团体标准和地方标准的研制工作，积极参与国家标准与国际标准制定。

## 十一、建设健康医疗大数据研究院

落实共建"互联网＋医疗健康"示范市战略合作协议，依托天津大学联合相关单位共同建设健康医疗大数据研究院，积极探索推动政府与高等院校等相关单位共同培养人才机制，推动健康医疗大数据应用和"互联网＋医疗健康"发展取得新成效，为实施健康中国战略奠定坚实的人才基础。

## 十二、全方位做实行业网络安全监管

以网络空间安全、数据安全、关键基础设施保护、个人信息保护、业务应用安全等为重点，坚持安全与发展并举，完善行业网络安全管理体系，建强行业网络安全队伍，提升网络安全技术防护能力，严格落实国家等级保护、密码测评、数据分级分类管理等制度要求和技术标准，严守个人隐私信息保护制度，互联网医疗服务产生的数据全程留痕，定期组织开展信息安全风险评估、隐患排查、实时监测和预警，提高网络安全态势感知、预警和协同能力，提升突发网络安全事件应急响应能力。

## 十三、加强卫生健康领域统计监测

加强卫生健康统计监测，推进卫生健康统计改革，加强数据分析，强化部门、专业间的协同衔接，研究指标共建、数据共享、趋势共判机制，推动发展成果共享。围绕民生热点加强妇女儿童、医疗服务、健康监测统计，加大调查数据开发力度，提升调查信息参考价值和社会影响力。

# 附录2　重庆市卫生健康信息化"十四五"发展规划

## 一、固本强基,夯实卫生健康数字新基础

优化整合电子政务外网、卫生健康专网、行业云平台等云网资源,积极推进健康医疗大数据全生命周期管理体系建设,创新数据汇聚模式,突出数据治理方式,提升数据共性能力,彰显数据安全与规范。加快推进数据中心低碳化、绿色化,践行绿色节能可持续发展。逐步形成以绿色低碳为理念、云网为支撑、数据为驱动、应用为核心、规范安全为保障的卫生健康新型数字基础支撑体系。

### (一)建设卫生健康数字化基础能力

融合5G、物联网、SD-WAN、IPv6等多种信息技术,对现有卫生健康信息网络进行智能化改造,提升复杂医疗场景弹性适应能力,不断扩大网络覆盖、优化网络环境、提升网络质量,全力实现行业一张网整体布局。统筹信息系统管理,推动集约化建设,整合升级行业公共云资源,构建全市统一的"卫生健康云"服务体系,积极推动行业单位平台、业务系统分级分类迁云用云。推进私有云改造接入,形成多云协同、开放扩展的"1+N"混合云服务体系。市级统筹建设医疗云计算、健康医疗大数据、医学人工智能、区块链等行业共性基础能力,支撑"市-区(县)"两级业务应用。

### (二)建设健康医疗大数据资源体系

深化行业大数据资源管理体制改革,推进全市卫生健康信息资源目录化管理,建立卫生健康数据共享交换机制,依托卫生健康数据交换与共享系统构建纵横结合的数据融通体系,逐步实现数据与业务双向融合发展。以人口家庭、居民电子健康档案、电子病历为基础,进一步整合公安、民政、医保、药品流通等领域业务数据,推进数据清洗、关联、比对、校验、更新,形成全市统一的健康医疗大数据资源池。健全基础资源库,按照"一数一源"原则对数据开展多源校对与数据更新,确保数据的准确性和时效性。建设重大疾病、中医药、食品安全监测、职业健康、卫生监督等公共卫生和政务信息主题资源库,持续推动行业数据高效汇聚,提升行业应用支撑水平。统筹推进全市卫生健康数据治理,指导区县和医疗卫生机构基于全市统一的信息资源目录依法合规开展数据治理,探索建立政府、高校、企业、科研院所等多元协同的大数据共治机制。

### (三)建设数字健康标准安全规范体系

突出标准在政府治理、行业自律方面的基础性、战略性作用。围绕卫生

健康云平台、健康医疗大数据、能力平台、业务应用等方面,着力加快卫生健康信息化管理、技术、评估相关标准体系建设。持续推动卫生健康国家及行业相关标准落地落实。按照网络安全等级保护制度要求推进卫生健康基础设施安全防护体系建设,突出健康医疗大数据全生命周期安全管理,实施数据分类分级,加快建立卫生健康网络可信认证体系,强化个人健康信息保护,推动国产商用密码创新应用,构建涵盖"云、网、数、应用"的一体化安全防护能力,保障卫生健康数字基础设施安全、合规、可信。

---

**专栏 1　卫生健康数字基础设施工程**

　　建设卫生健康云平台,完善卫生健康基础和主题资源库,形成健康医疗大数据资源池,加强数据治理,提升数据质量,构建健康医疗大数据平台、共性能力支撑平台、基层医疗机构业务中台等行业平台体系,构建数字健康智能中枢。建设数字基础设施标准规范体系和安全保障体系。

　　2022 年完成卫生健康云平台建设,2024 年基本形成大数据资源池。到 2025 年,初步建成数字健康智能中枢,编制完成数据资源库、大数据池、健康医疗大数据治理、"卫生健康云"、平台体系、业务应用等建设、管理和评估相关标准。

---

## 二、应用牵引,打造卫生健康数字新服务

加快完善公共卫生信息化服务体系,多措并举推进基层卫生健康信息化,提升疾病预防控制、应急卫生救治、突发公共卫生事件应对智能化能力。大力推进智能化医疗服务,创新"互联网 + 医疗健康"服务新模式,全面推进妇幼、慢性病、养老等覆盖居民全生命周期的智能健康管理服务体系建设,提供优质高效的信息化服务保障。深入推进爱国卫生运动,进一步强化分级诊疗、医防协同、监测评估、监督管理,健全数字健康信息化治理体系。持续深化卫生健康科研与教育工作,支撑创新研究和科研转化。优化健康产业结构,推进健康服务供给侧改革,为助力数字健康高质量发展提供强足动力。

### (一) 强化突发公共卫生事件智能响应

增强疾病预防控制智慧化能力。依托卫生健康数字新基础,加快完善全市统一的疾控信息系统。统筹推进基于电子病历的不明原因疾病和异常健康事件相关信息采集系统建设,实现症状、诊断及检查检验结果等数据自动化采集。健全多渠道监测预警机制,制定智慧化预警多点触发规则,建设全市一体化的传染病智慧化多点触发监测预警系统,增强传染病疫情和突发公共卫生事件早期监测预警能力,构建以传染病及重大疫情防控为重点的智能监测预

警体系,形成覆盖全市的多点触发传染病智能监测网络。

加强突发公共卫生事件智能化应急响应。以传染病疫情多点触发监测预警机制为基础,完善全市突发公共卫生事件应急报告监测信息网络,优化拓展全市统一的突发公共卫生事件应急指挥决策系统,强化应急通信调度支撑。建立不明原因疾病和异常健康事件多渠道监测预警机制,形成预警触发、干预处置、物资储备、指挥调度、报告评价、预测决策一体化的突发公共卫生应急指挥决策信息化支撑体系,全面提高公共卫生应急事件监测预警、辅助指挥决策、救援实战及社会动员能力。

---

**专栏2 公共卫生应急智能化工程**

建设"智慧疾控"综合管理系统,加快公共卫生实验室检测、结核病防控、严重精神障碍管理、病媒生物、地方病监测、卫生应急处置等业务应用建设。建设传染病智慧化多点触发预警监测系统,融合多源数据线索,实现预警监测、疫情防控、应急救治等传染病处置全流程融合协同。升级突发公共卫生事件应急指挥决策系统,加强与区域全民健康信息共享和120智慧调度云平台协同。2022年完善突发公共卫生事件应急指挥决策系统功能,初步建成传染病智慧化多点触发预警监测和"智慧疾控"系统。2024年基本形成不明原因疾病和异常健康事件多渠道信息监测预警机制。

---

**(二)提高智慧医疗服务管理质量**

深化"智慧医院"建设。持续开展医疗、服务、管理"三位一体"的智慧医院建设。进一步推动以电子病历为核心的智慧医疗信息化建设,加强医疗质量安全管理,力争实现二级医院电子病历系统应用水平分级评价达到3级以上,三级医院分级评价达到4级以上和医院信息互联互通标准化成熟度达到4级水平。大力提升患者就医体验,利用新兴信息技术拓展医疗服务空间和内容,推动以患者为中心的诊疗流程再造,为患者提供覆盖诊前、诊中、诊后全流程,贯穿线上线下一体化连续性医疗服务。深入推进医院精细化运营管理,整合完善院内后勤、财务、资产、科研教学、人员、药品、设备等各类信息管理系统,加快院内信息集成共享。有序加快院内数字化改造,加强对院内有毒医疗废物、医疗器械安全、重点人群等进行全周期全流程管理跟踪,突出数字医疗融合创新应用,着力提升现代医院管理水平,助力医院高质量发展。

提升医疗救治数字化水平。强化面向高危人群和重点人群的健康危险因素筛查、风险预防、医疗救治、随访管理等高效协同一体化的数字化支撑,聚焦危急重症救治,围绕脑卒中、胸痛、创伤、高危孕产妇、高危新生儿救治和120急救等方面,实现各级医疗卫生机构高危人群健康管理、院前急救调度、院内诊疗及院后康复信息协同共享,形成院前预防监测、院内高效救治、院后康复疗养相互衔接的医疗救治服务体系。加快推进血液管理信息化建设,实施全市医疗机构血液信息联网工程,实现血液信息管理服务标准、规范、及时,在业务、管理、服务等方面探索血站智慧化建设新模式。鼓励医疗卫生机构依托健康医疗大数据和人工智能相关技术,建立疾病智能早期筛查与预防机制,建设重大疾病智能诊疗决策支持服务系统,探索融合基因检测技术的精准医疗服务。

加强药品供应保障信息化体系建设。以药品使用环节为重点,整合药品生产、流通、采购等信息,优化调整药品目录,完善短缺药品监测,加强合理用药管理,强化药物安全性、有效性、经济性等临床综合评价,为全民健康生活提供精准药学服务,为药物政策研究提供决策支撑。

---

**专栏 3　智慧医疗服务提升工程**

持续推动智慧医院建设,完善医院信息平台功能,鼓励应用智能可穿戴设备、人工智能辅助诊断和治疗系统等智慧服务软硬件。推进医疗机构协同一体化救治信息系统建设,实现院前、院内、院后信息互通和业务协同。开展全市血液信息联网,实现血液"数据联网上云、智能预警监测、业务协同追溯"。建设重庆市药品供应保障信息系统,提供药品信息查询、药物招标采购、药品配送监测、短缺药品配备调剂和使用监管等服务。

2023 全面实现全市血液信息联网,建成药品供应保障信息系统,实现药品供应保障综合管理和短缺监测预警信息资源的共享共用。

---

### (三) 提升中医药信息化服务水平

加强中医药信息体系建设。加快推进中医药大数据体系建设,完善全市中医药数据资源中心,优化中医药统计调查制度,规范中医药综合统计工作机制,支撑中医药管理决策、业务协同和信息共享。推进中医馆健康信息平台建设,优化中医电子病历、辨证论治、远程医疗等核心功能,实现基层卫生信息系统集成应用,试点联通村卫生室,积极拓展本地化应用。

推进中医药信息服务能力建设。推动符合中医特色和规律的中医"智慧医院"与"互联网医院"示范建设,加强中医院数据质量体系建设,强化中医病案首页数据质量控制,加快中医智能辅助诊疗系统、智慧中药房等研发和应用,提升中医医疗服务质量和管理效率。持续推进"互联网 + 中医药健康"服务,以改善就医体验为中心,应用互联网技术优化中医药服务流程,鼓励提供中医药服务的医疗机构应用信息技术便捷实现中药饮片代煎、配送服务,改善公众就医体验。强化基层中医药信息服务能力,鼓励城市中医医疗集团、县域中医医共体通过信息化实现医联体内双向转诊、检验检查结果实时查阅互认共享、院内中药制剂共享等,形成中医药数据上下联通、交换共享、资源整合、分级管理的运行机制。

---

**专栏 4　中医药信息服务能力提升工程**

完善全市中医药数据资源中心,实现中医药相关数据综合查询、统计、分析、共享。推动智慧中医院建设,支持中医院建立完善以电子病历为核心的医院信息平台。建设非中医类别医师中医药知识培训考核系统,实现学员管理、课程安排、培训考核、在线直播等应用。

2023 年建设完善非中医类别医师中医药知识培训考核系统;到 2025 年,全面建成中医药数据中心。

---

### (四) 优化数字健康生活服务方式

加强智慧妇幼服务能力建设。依托全市妇幼健康管理信息系统,持续完善孕产保健、儿童保健、出生缺陷防治、妇女常见病筛查等信息支撑能力。建设"云上妇幼"远程医疗服务系统,推动妇幼健康远程教学、远程指导、远程会诊、线上转诊等服务的广泛开展,促进妇幼健康优质医疗资源下沉基层,提高优质医疗资源可及性,助力全市妇幼服务能力水平跃升。充分利用互联网集约化平台开展妇幼健康宣教、妊娠风险筛查、高危孕产妇管理、体重监测、营养指导、心理指导等系统保健服务与管理,持续提高妇幼保健机构的数字化水平。

完善慢性病防治信息化支撑能力建设。依托"卫生健康云",推动全市呼吸医学大数据中心建设,为慢性呼吸系统疾病筛查、治疗、监测和干预提供数据支撑。加快癌症防控信息系统建设,支持开展肿瘤随访登记、癌症早诊早治、健康教育与健康促进、肿瘤防治等领域大数据应用研究,构建全市肿瘤数字化防控体系。建设精神卫生信息化综合业务管理系统,实现严重精神障碍人员规范化管理,提升精神卫生和心理健康服务保障能力。推动"互联网 +"慢性病协同管理机制建设,有效整合医疗资源,实现慢性病一体化服务。加快推动防治业务协同和数据融合互通,提升重大疾病防治能力,推进慢性病患者全周期健康管理。

提升老年健康智慧保障能力。完善老年人电子健康档案和电子病历信息,整合医疗机构体检、诊疗记录等多方数据,建立连续、综合、动态的老年健康管理档案,结合重大疾病监测预警,为老年健康状况评估提供信息支持。加强医养结合信息化建设,发展面向居家、社区和机构的智慧医养结合服务,推进老龄健康医养结合远程协同服务试点。推动各类信息服务设施设备适老化改造,实现线上服务便捷化,注重线下服务人性化,切实解决老年人运用智能技术的实际困难。

强化卫生健康线上知识科普。依托卫生健康信息统一门户、互联网健康服务等平台,建设各领域、全类别、规范化、立体化的全市健康科普专家库、资源库,建立全媒体健康科普知识发布和传播机制,升级打造官方、权威、专业的健康科普平台,定期推送疾病预防、传染病防控、中医药、妇幼保健等兼具专业强、创意新、趣味足的健康知识科普。支持"健康中国巴渝行"健康科普宣传品牌建设,创新科普宣传手段,加强专题科普宣传,强化媒体合作,扩大线上规模效应和传播影响力,传播健康知识及理念,推广健康生活方式。

---

**专栏5　健康生活智能保障能力工程**

建设"云上妇幼"远程医疗服务系统,提供远程培训、远程指导、远程质控、远程会诊、业务指导、线上转诊、医患对接、孕产妇及婴幼儿健康管理等服务。建设全市呼吸医学大数据平台,规范呼吸系统疾病临床数据采集、处理和分析,加强行业内医疗机构呼吸专科数据互联互通。建设癌症防控数据管理系统,建立肿瘤随访信息库、癌症筛查和防控样本库等,实现癌症数据规范化和标准化管理。完善全市精神卫生信息化综合业务管理系统,为公众提供心理健康筛查、心理咨询、心理测评及预警干预服务。

2022年基本建成全市精神卫生信息化综合业务管理系统。2023年全面建成覆盖所有区县区域医疗保健院和妇幼健康管理机构的"云上妇幼"远程医疗服务系统,完成呼吸医学大数据平台建设。2024年,建成癌症防控数据管理系统,全面形成肿瘤随访信息库、癌症筛查和防控样本库。

---

### (五)加强数字健康环境监测评价

提升食品安全智能监测预警能力。构建食品安全指数及食品安全风险预警模型,推动基于全民健康信息平台的食品安全风险监测评估信息化建设,提升食品安全风险监测敏感性。构建信息化集成标准,实现营养与食品安全风险监测、食源性疾病监测溯源、国家重要食源性致病微生物食品毒理学、总膳食暴露和机体负荷等数据集成与关联,促进食源性疾病危害早发现、早报告、早处置,提升食源性疾病溯源能力。

加强职业健康管理监测。优化升级重庆市职业病防治综合管理信息系统,按照国家标准要求完善职业病管理、职业病危害防控、职业病及危害因素监测、职业健康技术服务机构管理、建设项目职业病防护设施"三同时"管理等核心业务功能,加强劳动者职业健康全生命周期信息采集与动态管理,强化业务应用协同,提升中毒应急控制信息化水平。加强与相关职能部门间的信息共享交换,强化职业健康风险监控、形势研判、政策制定、监督执法等环节的智能化辅助分析决策支持能力,推动职业健康管理和服务线上办理,优化办理流程,提升职业健康工作数字化水平。

加强健康危害全因素监测。建设完善"智慧疾控"系统健康危害因素监测功能,汇聚疾病预防控制、职业病防治和卫生监督等相关数据,围绕城乡饮用水监测、农村环境卫生监测、公共场所健康危害因素监测、空气污染对人群健康影响监测、人体生物监测等方面,结合重点传染病防控监测评估、寄生虫病防治监测、烟草流行监测、慢性病与死因监测、学生常见病监测数据,加强伤害监测和智能预警,辅助制定干预措施,支撑卫生行政管理决策。

支撑爱国卫生运动监测评价。制定爱国卫生运动工作综合评价指标和线上评估体系,建设健康细胞监测评估系统,采集爱国卫生相关基础设施、机构人员、经济发展和工作开展情况等数据,加强城乡环境卫生整治、病媒生物防治等全流程信息监测管理,融合卫生资源、疾病预防控制和"健康中国"监测等指标,推进卫生城镇创建以及健康城市建设和健康村镇、健康社区、健康单位、健康家庭等健康细胞建设工作的动态监测与线上评价,为国家卫生城市创建等工作提供决策支持。

---

**专栏 6 数字健康环境改善工程**

建设食源性疾病监测与预警大数据系统,实现对食源性疾病数据的收集、报告和管理,推进食品安全与营养健康大数据关键技术研究。完善职业健康综合管理服务系统,加强重点职业病监测与职业健康风险评估,职业性放射性疾病监测与职业健康风险评估,医疗卫生机构医用辐射防护监测,推广应用职业健康信息服务管理线上服务。依托国家烟草流行监测平台,建立完善市级烟草流行监测系统,加强烟草危害监测和控烟宣传。建设爱国卫生运动决策评价系统,支撑卫生城镇、健康城市、健康细胞标准化建设评价。

2022 年基本建成市级烟草流行监测系统。2023 年全面建成食源性疾病监测与预警大数据系统、重庆市职业健康综合管理服务系统、爱国卫生运动决策评价系统等。

---

**(六) 创新数字健康协同治理模式**

支撑人口家庭信息动态监测。完善与教育、公安、民政、医保、社保、统计等人口基础信息的融合更新机制,建立以个人身份信息为索引的人口基础信息协同治理路径,结合居民电子健康码普及应用,推进实名制就医,加强居民卫生健康身份标识与使用管理,强化医疗卫生全服务、全流程运用,提高人口家庭基础数据质量,实现覆盖全人群、全生命周期的人口动态监测。依托国家人口健康大数据西南分中心,建设跨时间、空间的人口与产业布局、迁移流动、健康老龄化等多维变化的动态监测系统,提升生育形势和人口变动趋势监测预警水平,健全重大经济社会政策人口影响评估机制,支撑人口中长期发展战略和区域人口发展规划研究。

助力分级诊疗互联互通。依托全民健康信息平台共性支撑服务,实现电子健康档案和电子病历的连续记录和统一存储,健全完善有利于分级诊疗的信息化支撑技术标准和工作机制,畅通转诊信息和服务渠道。加快推进城市医疗集团和区(县)域医联(共)体服务信息协同共享,建立"基层首诊、双向转诊、急慢分治、上下联动"的分级诊疗信息化支撑体系。加强医联体内部床位、号源、设备的统筹使用,贯通医学影像、心电、病理诊断和检验数据信息,推动基层检查、上级诊断和区域互认,加快提升面向基层的远程会诊、远程病理、远程影像、远程心电、远程培训等服务能力,探索 5G+ 远程诊疗应用。以信息化为支撑,实现以"三通"为特征的区(县)域医共体一体化管理,逐步实现财务、医疗服务、用药目录、后勤、信息系统、绩效考核等统一运营管理,推动部分市属医院与各级医疗机构实现协同转诊,助力优化不同级别医院之间、医院与基层医疗卫生机构之间的分工协作机制。

强化信息协作服务机制。依托全市卫生健康数据共享交换机制,健全以疾病预防控制机构为主体,上下级医疗机构分工协作的医防协同信息网络,助力形成疾病预防、医疗救治、健康管理的融合服务新模式。以基层医疗卫生机构为重点,强化公共卫生机构和医疗机构间的数据共享、信息互通和联动协同,实现医疗服务信息快速报送,做到风险早发现、早报告、早处置。建立全市基层卫生综合管理信息系统,构建统一的基层医疗机构业务中台,加快推进基层医疗卫生机构智能辅助诊疗系统应用和数字化检验检查设备配置,充分发挥全市医疗服务协作平台远程医疗技术支撑作用,提升基层医防协同能力和效率。依托健康医疗大数据平台,深化"三医"协同,探索医疗卫生机构处方信息与药品零售消费信息实时共享,打通医疗、医保、医药信息系统壁垒,实现数据、标准、业务统一,切实提高人民群众健康水平。

提升智能化综合管理水平。着力推动卫生健康信息便民惠民服务建设,充分发挥数字技术对卫生健康行业"放管服"改革的赋能作用,依托全市统一政务服务平台,优化政务服务流程,简化准入审批手续,全面推动"证照分离"改革,推广行业电子证照应用,提升事前、事中、事后数字化服务监管能力,助力实现卫生健康政务服务事项"一网通办",简易事项"自助办理",个人事项"全渝通办"。创新卫生健康非接触式监管模式,优化升级"智慧卫监"系统,汇集卫生健康行业监测数据,构建多元智能化综合监督管理服务平台,实现预警、核查、处置全闭环监测管理,逐步形成共享、互通、共治、惠民的一体化智能监管体系。探索构建卫生健康领域全方位立体化的社会治理新模式,总结智能社会治理经验,创新社会治理理论,完善相关政策和标准,建立配套管理机制和服务体系,提升卫生健康智能治理能力和水平。

---

**专栏 7　数字健康行业治理智能化工程**

　　建设区域人口家庭基础信息协同与决策系统,支撑公共卫生、医疗服务、健康管理等卫生健康业务协同应用。建设基层医疗卫生机构综合管理系统,完善电子健康档案库,实现以基本医疗、公共卫生、健康服务为主要内容的基层卫生健康信息监管。建设"智慧卫监"系统,实现医药费用和医疗服务行为监管,医疗服务质量管理和运行监测,医疗机构评价和动态监管。建设国家智能社会治理实验基地,推动以"全民健康全动员,健康管理全覆盖""以家庭为服务单位"的全生命周期、全过程健康服务为核心的特色实验基地建设,打造智能社会治理典型应用,构建卫生健康智能社会治理理论体系,建立适应智能社会的管理机制。

　　2022 年建成基层医疗卫生机构综合管理系统和人口家庭基础信息协同与决策系统,完成卫生健康智能社会治理特色实验基地场景搭建。2023年建成线上线下一体化的"智慧卫监"系统。到 2025 年,基本实现人口家庭信息动态监测,持续形成卫生健康智能社会治理理论体系和管理机制。

---

### (七) 推动数字健康科教融合发展

　　创新健康医疗大数据应用研究。积极创建国家级健康医疗大数据应用创新中心,与医疗机构、科研院校等开展卫生健康领域大数据、人工智能、区块链等应用创新和产业发展研究,打造产、学、研协同应用平台。探索卫生健康领域人工智能等新兴技术应用场景,助推国家新一代人工智能创新发展试验区智慧医疗融合应用建设,围绕疾病智能筛查、智能医学影像、传染病等预测预警开展深入研究。

　　加强医学科研大数据支撑保障。开展医学领域科研服务数字化赋能,搭建医学科研服务平台,依法有序开展医学科研生物医学大数据的汇集共享、分析挖掘与应用转化,加强医学科研智能化和全生命周期管理,提升医学科研水平,促进信息技术与临床业务深度融合,推进医疗数据在临床科研中的应用,充分挖掘医疗数据价值,发挥医疗数据在辅助临床诊断、拓展科研思路、提高科研效率方面的作用,强化医院数据治理能力,为临床科研提供基于真实世界数据和数据挖掘技术的科研思路和科研方法。

　　推进线上线下融合医学教育服务。构建网络化、数字化、个性化、终身化的医学教育服务体系,建立医学教育知识库和专病知识库,大力发展医学线上教育、培训及考核,提升各级医疗卫生机构人员素质和专业服务水平,借助AR/VR等技术,拓展手术示教、实操培训等创新医学教育模式。

---

**专栏8　卫生健康科教能力提升工程**

依托国家健康医疗大数据应用创新中心建设,发挥大数据科研支撑作用,打造医学科研服务平台。鼓励医疗机构手术机器人等智能医疗设备和智能辅助诊疗系统的研发与应用。建设智能医学教育实训平台,面向基层全科医生和家庭医生团队开展线上医学教育培训考核评价,开展实景模拟线上教学,打造沉浸式医学教学环境。

2023年建成智能医学教育实训平台。2024年建成医学科研服务平台。

---

### 三、开放创新,营造卫生健康数字新生态

强化政府引导,打造高质量行业专业组织,集聚行业优势资源,释放行业发展潜力,进一步畅通政府与行业机构沟通渠道,持续完善"政产学研用"卫生健康创新服务体系。强化卫生健康信息化人才战略地位,加快建设人才培养基地,创新引育模式,壮大卫生健康信息化储备人才队伍。推动区域合作,强化国际交流,为推动全市数字健康高水平发展提供行业支撑。

**（一）构建重庆数字健康联盟**

以推动人民健康数字化创新发展为主要方向,集聚医疗卫生机构、医学类高等院校、行业学会、科研院所及医疗信息化企事业单位等卫生健康领域优势资源,畅通行业内"政产学研用"各方对接渠道,搭建各方沟通交流平台,充分发挥政府与市场的纽带作用。助力数字健康区域发展水平提升,以市场化机制整合优化资源配置,促进联盟各成员分工协作,打破各方领域界限,促进资源便利共享。推动数字健康领域技术创新,充分发挥联盟体制优势,整合高校、企业、科研机构等资源,集聚行业内优秀科研人才,开展联合技术攻关,持续提升科技创新能力,为数字健康产业发展积蓄力量、增添动能。推动数字健康领域标准规范体系建设,推动行业规范化发展,促进行业自律,积极开展行业创新性探索,推动有效市场和有为政府的更好结合。强化宣传引导,大力开展联盟活动,宣贯落实国家政策,落地政府规划任务,努力参与社会治理,持续营造良好的数字化发展氛围,形成多元协同、融合共治共享的生态闭环,全面助力数字健康治理能力现代化水平提升。

**（二）赋能数字健康产业**

大力发展线上医疗服务新业态,深化"互联网＋医疗健康"服务体系建设,

稳步推进互联网医院建设,探索运用区块链对数据进行存证,推动医疗健康数据上链。推动"互联网＋护理服务"与家庭医生签约、家庭病床、延续性护理等服务有机结合,探索以"健康家庭"为基础的智能化卫生健康治理新模式。建立健康账户,提供基于健康画像的个性化精准健康服务,大力推进医疗智能辅助设备、智能系统、智能终端等应用,加快发展集疾病预防、风险评估、跟踪随访和健康干预于一体的个性化健康服务,充分利用移动可穿戴设备、体外诊断设备开展个人健康体征动态监测,推动居民健康管理精准化、自主化和智能化。持续推进卫生健康数据依法合规开放,促进数据资源跨领域、跨行业深度融合发展,鼓励信息服务企业利用开放数据开展数据分析与挖掘,创新行业应用。探索卫生健康数据要素市场化建设,促进卫生健康数据向资产化、价值化、资本化转变,催生健康医疗大数据应用发展新模式,形成数字健康产业链、数据链、价值链、生态链"四链融合"的数字经济发展新的增长极,促进高质量发展新动力。

**（三）创新卫生健康信息化人才引育模式**

探索建立医疗卫生机构首席信息官制度,明确责任和权利,完善多元考核与评价机制。全面加强卫生信息化人才供给,依托数字健康联盟内高校、院所、医疗机构等优势资源共建卫生健康信息化产教融合人才示范基地、实训基地、创新中心,加强卫生健康信息化人才岗前实训、在岗培训,逐步构建梯度配置的卫生信息化储备人才队伍。强化信息化专家队伍建设,甄选一批兼具医疗和数字化背景的行业复合型专家人才,形成全市统一的卫生健康信息化专家资源池,建立专家资源池动态综合评估机制,畅通专家进出渠道。创新人才培育模式,畅通高水平人才的引进渠道,探索政府、高校、机构、企业多元培养模式,举办高水平信息化赛事活动,挖掘一批行业优秀人才,培养一批"医工信"多学科交叉融合的创新人才。

**（四）深化卫生健康领域开放合作**

加快推动成渝地区双城经济圈建设卫生健康一体化发展,推进成渝数字健康合作走深走实,积极探索成渝卫生健康数字化创新发展合作新模式,搭建区域两地数字健康合作平台,着力推动两地卫生健康基础数据互联互通,医疗卫生信息共享共用,惠民应用两地融合协同,支持万州、达州、开州试点川渝数字健康统筹发展示范区建设,逐步推动川渝卫生健康数字化服务创新,助力医疗卫生资源平衡布局,不断满足两地人民日益增长的美好生活需要。加强跨区域跨地域开放合作,持续开展与京津冀、长三角、粤港澳等发达地区和西部地区在卫生健康数字化前沿的技术研究、重大公共卫生事件数字化赋能等领域的深度合作,充分学习借鉴其先进经验,推动多地优质资源协同共享。逐步推动国际合作,充分把握两个一百年的历史交汇期及国际国内双循环战略所带来的战略机遇,立足"一带一路"背景下重庆发展优势,利用中新(重庆)国际互联网数据专用通道,积极拓展数字健康国际合作,开展数字健康信息交流、科学研究和技术培训等工作,拓宽国际视野,为全市数字健康发展融入新的血液,增添新的动能。

# 附录3 黑龙江省"十四五"全民健康信息化规划

## 一、主要任务

### (一) 强化全民健康信息化基础

1. 完善全民健康信息化总体设计 依据国家全民健康信息化建设"46312"规划架构,结合黑龙江省实际,对全民健康信息化建设进行整体设计,建立以平台为枢纽、以全民健康大数据为核心、以满足实际应用需求为目标的黑龙江省全民健康信息化建设"21113+N"整体框架,即:全省采用省市两级平台建设架构、建设 1 个省级全民健康信息大数据湖、1 张卫生专网、1 张居民健康卡(码)、3 个体系(安全管理、标准管理、生态应用体系)、N 个业务应用。坚持信息化建设标准先行原则,依据国家全民健康信息标准与规范,积极制定我省全民健康信息标准,并大力应用推广。

2. 推进全民健康信息互联互通 严格遵循国家《全民健康信息平台功能指引》,积极建设完善省、市两级全民健康信息平台,各市(地)要建设专属的全民健康信息平台(实体或虚拟),有条件的县(市、区)可以建设以县级全民健康信息平台为核心的医共体、医联体信息化管理体系,打造县(市、区)医疗卫生一体化信息服务、管理模式。依照国家、省相关全民健康信息化技术规范和标准,按照平台对平台、平台对系统、平台对机构的技术原则,全面推进各级医院、各垂直应用系统与对应的区域全民健康信息平台互联互通工作。以各级全民健康信息平台为核心,按实际应用需要全面实现区域内全民健康数据整合共享与业务有效协同。

3. 推动基础数据库建设和开放共享 进一步完善人口信息数据库,实现全员人口信息的监测和动态管理,为促进人口与经济社会、资源环境全面协调可持续发展提供决策依据;积极完善居民健康档案数据库、电子病历数据库,不断提升医疗卫生应用服务水平,满足居民个人健康档案信息和电子病历查询、检验检查结果共享需求,增强自我健康管理能力,提高全民健康管理水平;不断完善卫生基础资源、疾病知识数据库及信息技术标准库等基础数据库。随着各类基础数据库的不断完善,积极推进覆盖全省的全民健康数据湖建设,在依法加强安全保障和隐私保护的前提下,以全民健康共享信息资源目录形式(包括数据、服务、管理三部分)有序推动全省全民健康信息资源开放与共享,协同相关单位积极开展全民健康大数据的深度挖掘开发与应用。

4. 健全全民健康数据安全体系　贯彻落实《中华人民共和国网络安全法》《中华人民共和国数据安全法》《中华人民共和国个人信息保护法》和《国家健康医疗大数据标准、安全和服务管理办法(试行)》,持续完善黑龙江省全民健康数据应用管理办法,开展全民健康信息标准化研究和规范化应用,不断完善全民健康信息应用安全管理制度。引入国密算法、区块链等新兴技术,持续优化完善全民健康信息平台安全防护体系,建立全民健康数据安全存储保障制度,加强数据应用分级和授权管理。坚持对全民健康信息平台、区域应用系统进行等级保护三级测评制度,健全网络信息安全应急处置联动机制和行业网络信息安全通报机制,加强数据安全服务审查和系统安全风险评估。

### (二) 深化"互联网+医疗健康"服务

深入推进"互联网+医疗健康""五个一"服务行动,保障人民群众方便快捷获得优质服务。依托省级全民健康信息平台,持续完善"健康龙江"惠民服务功能,整合各方医疗健康线上服务资源,为城乡居民提供丰富多样的"互联网+医疗健康"服务。

1. 促进"互联网+"医疗服务发展　稳步推进加强智慧医院建设,重点推进院内信息系统集成与数据融合,优化服务流程,提升医院智慧服务水平,为患者提供分时段预约诊疗、智能导医分诊、候诊提醒、检验检查结果查询、诊间结算、移动支付、信息推送等线上服务,改善患者就医体验。推进互联网医院建设,强化互联网医院与线下依托实体医院之间的数据共享和业务协同,为患者提供线上线下无缝衔接的连续服务;结合智能物联终端设备的应用,延伸开展远程监测、远程治疗、远程随访与指导等延伸服务,构建覆盖诊前、诊中、诊后的线上线下一体化医疗服务模式;充分发挥互联网医院在基层医疗服务中的作用,引导重心下移、资源下沉,有序促进分级诊疗。支持医疗联合体运用互联网技术开展预约诊疗、双向转诊和远程会诊、远程医学影像诊断、远程教学等远程医疗服务,实现各级医疗机构远程医疗服务全覆盖。

2. 拓展"互联网+"健康服务范围　开展基于电子健康档案、电子病历的数字化健康管理和"互联网+"家庭医生签约服务,为签约居民在线提供健康咨询、预约转诊、慢性病随访、健康管理、处方等延伸服务,改善群众签约服务感受。以糖尿病、高血压等为重点,推动"互联网+"慢性病管理,实现慢性病在线复诊、处方流转、医保结算和药品配送服务,构建基于互联网的协同高效、全程化、一体化的医防融合慢性病管理服务新模式。积极开展"互联网+"护理服务试点工作,与家庭医生签约、家庭病床、延续性护理等服务有机结合,为群众提供个性化、差异化的护理服务。探索推进"互联网+"托育服务,利用互联网等信息化手段,为家长及婴幼儿照护者提供婴幼儿早期发展指导。开展"互联网+"心理健康服务,探索构建覆盖全人群、服务生命全周期、提供全流程管理的心理健康和精神卫生疾病预防、干预、治疗、康复、随访为一体的服务管理体系。推进"互联网+"中医药服务发展。

3. 加强"互联网+"政务服务　完善各级"互联网+"政务服务平台,强化身份认证、电子印章、数据共享等基础支撑,优化政务服务流程,推进线上线下深度融合,提高卫生健康行业政务服务事项网上办理能力,实现政务服务事项应上尽上,持续增加电子证照和卫生健康相关政务服务跨省通办事项数量,提升政务服务、惠民服务便利性,补齐政务服务"好差评"和"一网通办"等方面的短板和弱项。结合各级全民健康信息平台和各项应用系统,构建医疗服务、公共卫生服务、政务服务一体化惠民信息化服务体系,为黑龙江省"全省事"APP和相关服务端提供更多的"互联网+医疗健康"便民服务事项。

**(三) 提升卫生健康行业管理与决策能力**

建设完善卫生健康管理信息系统。积极建设公立医院绩效考核、公共卫生绩效考核、药品监管、临床技术监管等专项管理应用系统,通过各级全民健康信息平台实时汇聚医疗、卫生服务过程中的诊疗信息、服务信息、物资信息、人员信息、机构信息,实时动态多维度展示区域内各级医疗卫生机构和业务运行状况。结合医疗、公共卫生综合管理指标体系及各项政策法规,以真实、完整的服务数据为基础,通过对数据的钻取、挖掘为卫生健康行业科学管理提供信息化和大数据支撑,全面提升行业管理水平和决策能力。

**(四) 提高医疗服务信息化水平**

1. 提高区域医疗服务应用能力　继续完善黑龙江省互联网远程医疗服务机制,开启远程医疗服务新模式,积极推进多学科远程会诊、互联网医院、远程门诊、专科会诊等远程医疗体系建设。积极推进区域医疗技术专业平台建设,依托黑龙江医学影像云平台逐步建立各级影像会诊中心、心电会诊中心、病理会诊中心等专项业务服务平台,促进区域医联体、医共体、互联网医院高质量发展。提高基层医疗机构的网络覆盖能力,打通优质医疗资源下沉通道,提升基层机构医疗服务水平,为全体居民提供优质、便捷、高效、公平的基本医疗和健康服务。

2. 推进医院信息化提档升级　根据黑龙江省"数字医疗"和"智慧医院"建设整体规划,按照《全国医院信息化建设规范与标准(试行)》和《医院信息平台应用功能指引》相关要求,加强医疗机构自身信息化建设,重点提高临床管理、医院管理、惠民服务能力。结合医院信息标准化互联互通成熟度测评和电子病历等级评审等行动,以评促建,全面提升医院自身信息化水平。在保证安全的前提下,大力提高医院临床信息共享能力和医疗大数据应用水平,鼓励各级公立医院通过区域全民健康信息化服务体系积极提供互联网诊疗服务，促进互联网医院的深度应用与发展。

3. 提升信息化支撑中医药诊疗服务能力　统筹推进中医药综合信息平台建设并与省级全民健康平台互联互通，整合优化中医馆健康信息系统，持续推进中医药业务基础数据库建设，探索建立省级中医药综合统计信息平台，实现中医药数据专项集中管理，为中医药服务业务发展提供信息化支撑。探索推广"智慧中药房"，提高中药饮片、成方制剂等药事服务水平。

### （五）提升公共卫生服务信息化能力

促进公共卫生和疫情防控智能化。有序推进慢性病管理、妇幼保健、食品卫生管理、职业病管理、精神卫生管理、卫生监督等公共卫生相关业务应用信息系统建设，结合省、市级全民健康信息平台，构建医疗服务与公共卫生服务相互融合的全民健康信息化支撑体系，提升公共卫生管理智能化水平。以全省传染病防控信息化系统、全场景疫情病原体检测信息系统、集中隔离管理系统、疫苗接种预约系统等为基础，按需建设完善疫情防控辅助信息系统，以数据共享和业务协同为目标，积极整合各项业务应用，构建平战结合的疫情防控信息平台，满足全省疫情防控业务信息化需求，提升监测预警及处置决策能力。

### （六）全面推进基层医疗卫生信息化

加强基层医疗卫生机构信息化建设。推进全省基层医疗卫生机构管理信息系统建设和应用，向乡镇卫生院、社区服务中心提供基层 HIS 系统，向村卫生室、社区卫生服务站提供家庭医生工作平台。面向基层医疗卫生机构推广基于人工智能的临床诊疗决策支持系统，为基层医生提供电子病历实时分析质检提醒、智能诊断建议、诊断差异提醒等辅助指导，支持中医辨证论治智能辅助系统应用，提高基层诊疗服务能力。鼓励基层医疗卫生机构应用智能外呼系统开展慢性病日常随访等工作，提高基层工作效率。鼓励基层医疗卫生机构利用可穿戴设备获取生命体征和健康数据，为孕产妇、慢性病患者等提供健康监测与管理服务。

### （七）探索全民健康信息化发展新模式

1. 构建全民健康信息服务生态　吸引互联网医疗 IT 企业、专业医疗软件公司，依托全民健康信息平台数据和服务共享资源目录体系，探索多方合作新模式，为医疗机构、科研机构、城乡居民提供丰富的互联网惠民应用服务，形成基础建设归政府、服务应用向社会开放、合作共赢的全民健康信息化生态圈。加强健康医疗大数据深度挖掘和分析应用，积极与医疗机构、医学科研单位、商业保险公司、药品研发生产销售企业、第三方电商、第三方检验检查机构、体检机构等合作，提供衍生健康大数据应用服务。

2. 以信息技术应用推动健康产业发展　以健康大数据为基础,依法依规支持智能医疗设备和常见病 AI 辅助诊疗、医学影像 AI 辅助诊断、智能用药辅助决策等系统研发。探索推进人工智能在重大疫情防控、传染性疾病预警筛查、精准医疗、医疗风险防范、医院管理、健康管理等重点领域应用。积极推动卫生健康领域区块链技术应用,探索区块链技术在电子处方院外流转、医疗器械与药品流通管理、电子健康卡(码)等场景中的融合应用。

### (八) 强化卫生健康统计体系

1. 利用信息化技术助力统计智能化　以国家卫生统计信息网络直报系统和黑龙江省全民健康信息平台为依托,加强对卫生统计业务应用系统、统计数据资源、统计信息化基础设施集中统一管理,提升统计工作网络化、数字化、智能化水平,打造创新引领、安全高效的智慧统计,为卫生统计业务提供坚实有力支撑。

2. 加强卫生健康统计业务应用体系建设　依据全国卫生健康统计报表制度,夯实卫生统计信息化应用基础,完善卫生统计数据分析应用,推动建立卫生统计指标体系,切实提高统计工作的科学性、规范性、统一性。

3. 强化基层卫生健康统计体系建设　充实基层统计工作力量,推动医疗卫生机构设立统计机构、配备统计人员,保持统计队伍稳定。指导医疗卫生机构建立健全统计数据质量管理体系,压实防范和惩治统计造假、弄虚作假责任。

## 二、重点工程

以夯实基础、深化应用、创新发展为主线,优先实施一批具有重大影响力、全局性的重点工程,推进区域全民健康信息汇聚、资源共享,发挥医疗健康关键要素作用,以数字化、网络化、智能化推动健康龙江建设。

### (一) 区域全民健康信息互联互通工程

在大力推动标准化落实的基础上,升级完善省级全民健康信息平台,推进市级全民健康信息平台建设,推动市级平台与所属医疗卫生机构接入并与省级全民健康信息平台互联互通,推进垂直应用系统与省级全民健康信息平台互联互通和业务协同,推进政务服务、防疫相关系统与省政务大数据平台互联互通,构建多级互联的数据共享交换平台体系,实现覆盖全省的公共卫生、疫情防控、医疗服务、政务服务、行业管理信息互联互通,支撑全民健康数据共享应用。

### (二) 医疗机构信息化水平提升工程

落实国家和行业信息化标准。将信息化作为国家区域医疗中心建设重点,支持省级区域医疗中心加强智慧医院建设,支持脱贫地区县级医院完善信息化配置。将医疗机构信息化建设作为公立医院绩效考核、医院等级评审、大型医院巡查的重要内容,积极推进医院集成平台等关键系统建设,提高医院信息系统应用水平。二级医院应达到国家医疗健康信息互联互通标准化成熟度测评、电子病历系统应用水平、医院智慧服务水平三级标准,三级医院应达到四级标准。医院信息系统要积极融入所在地区全民健康信息化体系,通过区域全民健康信息平台的互通共享机制,以远程医疗、互联网医院等形式全面支持医联体、医共体运行,结合居民健康档案管理与应用,积极为居民提供预约挂号、远程处方、慢性病管理、药品配送等服务,形成区域一体化的医疗健康服务网络体系。

**(三)互联网便民服务能力提升工程**

依托全省一体化在线政务服务平台,结合全民健康信息平台,建设省卫生健康委政务综合业务服务管理系统,包括统一受理、业务办理、电子证照、电子印章应用、政务服务管理等功能。积极推进相关应用服务系统与政务平台对接,实现省级政务服务事项"一网通办"。升级改造省卫生健康委营商环境综合业务平台,包括新建"好差评"系统、统一门户管理系统、行政审批许可电子档案系统等,完善平台业务应用,提升政务服务能力。建设完善省、市级电子健康卡(码)管理系统,逐步实现区域内医疗机构就诊"一码通用",探索推进跨部门"多码融合"。升级完善"健康龙江"平台,丰富惠民服务内容,推进二级以上公立医院全面接入平台,实现预约挂号和检查检验结果、医学影像资料、核酸检测结果、疫苗接种预约信息查询等功能,提供电子健康卡(码)注册申领、互联网医院等便民服务,并与黑龙江省政务服务平台、"全省事"APP对接,实现多渠道对外端口服务。

**(四)信息化行业治理能力提升工程**

建设公立医院绩效考核系统,实现省级绩效考核指标数据的自动采集、汇总和分析。建设药品使用监测与合理用药管理系统,应用大数据分析手段,开展药品使用管理与合理用药监测评估。建设医疗机构依法执业自查系统,便于医疗机构根据自身业务范围开展对照检查,实时上传自查数据。升级互联网医疗服务监管平台,提升对互联网诊疗、互联网医院、远程医疗的全周期、实时监管能力。建设卫生健康综合监管系统,构建集卫生监督大数据中心、执法全过程记录系统、非现场综合监督、医疗记分和应急指挥系统等于一体的智慧卫监综合监管平台。建设公共卫生服务绩效考核系统,支持各级卫生健康行政部门面向基层医疗卫生机构开展基本公共卫生服务绩效考核。

**(五)新兴信息技术应用工程**

深化医疗健康领域人工智能和大数据应用场景开放,逐步推进AI智能辅助诊断、智能可穿戴便携式医疗体征采集和智能体征分析、医用机器人、区块链等新技术的应用。加快推进 5G 技术在医疗健康领域的创新应用,积极开展 5G+ 急诊急救、5G+ 远程诊断、5G+ 智能疾控、5G+ 健康管理等试点应用,探索开展 5G 条件下的虚拟现实及增强现实技术在手术模拟、医疗教学等场景应用,发展培育可复制、可推广的 5G 智慧医疗健康新模式。

**(六) 健康医疗大数据应用工程**

依托哈尔滨医科大学、哈尔滨工业大学,充分发挥健康医疗大数据国家研究院的作用,联合相关院校及医疗健康大数据企业,开展健康医疗大数据应用发展战略规划研究、健康医疗信息标准化研究、健康管理智慧化研究、健康医疗大数据研究、医学与人工智能技术融合研究,推动交叉学科建设和人才培养,以及 "产学研医" 融合和成果转化,面向卫生健康部门、医疗机构、医学院校、产业联盟、专病中心等机构提供健康医疗大数据科研、应用一体化服务,助力行业治理、临床科研、公共卫生、商业保险、精准医疗、药物和智能医疗健康软硬件研发等领域的创新发展。

**(七) 网络与信息安全保障工程**

严格按照《中华人民共和国网络安全法》《中华人民共和国数据安全法》《中华人民共和国个人信息保护法》《关键信息基础设施安全保护条例》及配套法规标准规范要求,贯彻国家信息安全等级保护制度、分级保护制度和信息安全审查制度,完善我省全民健康信息安全管理机制。建设省级卫生健康行业信息安全监管平台,结合省政务云安全防护体系的支持,不断增强信息基础设施防护能力,确保防御技术、监测技术、感知技术及时升级、有效应用。推进IPv6、国产密码、芯片、服务器、存储系统、操作系统及数据库在安全体系中的应用,坚持网络安全与信息化建设同谋划、同部署、同推进、同实施。完善涉及居民隐私的信息安全体系建设,实现信息共享与隐私保护同步发展,确保系统运行安全和数据信息安全。

# 附录 4　贵州省 "十四五" 卫生健康信息化发展规划

## 一、夯实卫生健康信息化基础

1. 全面实现全省医疗健康信息互联互通　充分运用大数据、人工智能、区块链等技术,加快省统筹全民健康信息平台建设,实现市州级全民健康信息平台全覆盖,鼓励有条件的县(市、区、特区)建设县级全民健康信息平台,完善全员人口信息、电子健康档案、电子病历、卫生健康服务资源四大基础数据库,推进实现全行业医疗健康信息系统互联互通和数据融合共享。

2. 提升医疗机构信息化水平　全面提升县级以上医疗机构以电子病历

为核心的信息化应用水平,健全医院信息系统功能,加快医院信息集成平台建设,推进医疗机构内部信息系统的集成整合。推进二级以上医院智慧医疗、智慧服务、智慧管理一体化的智慧医院建设,实现以患者为中心的临床业务一体化管理。在符合医疗质量控制的前提下,推动医疗机构间电子病历、检查检验结果、医学影像资料等医疗健康信息调阅共享,逐步实现覆盖省域的信息互认。到 2022 年,全省所有三级医院电子病历系统功能应用分级评价达到 4 级以上,二级医院达到 3 级以上水平;三级医院互联互通标准化成熟度测评达到四乙级以上,二级医院达到三级以上。到 2025 年,电子病历系统功能应用分级评价 5 级以上的医院超过 10 家;二级以上医院智慧服务应用评价达到二级以上。

3. 提升基层医疗机构信息化建设水平　全面强化乡镇卫生院、社区卫生服务中心、村卫生室、社区卫生服务站等信息化建设。推进建设县域医共体信息平台和县域医共体综合监测管理信息系统,在县域医共体内逐步实现居民电子健康档案的连续记录,医疗服务、公共卫生服务和医疗保障信息共享,推进医防数据融合应用,实现居民电子健康档案向居民本人开放使用。

4. 强化卫生健康服务"一码通"　以"黔康码"作为全生命周期健康身份主索引和医疗服务可溯源的统一标识,优化"黔康码"应用场景和流程,加快推进应用环境改造,实现"黔康码"在各级医疗机构挂号、入院办理、取药、检查检验结果查询和共享、电子健康档案调阅等关键环节的应用,全面支持通过"黔康码"进行身份确认和授权操作,实现看病就医"一码通";推进"黔康码"与"贵州健康码"、医保电子凭证、电子社保卡的关联应用,实现全省卫生健康行业内"一码通用"。对老年人、儿童等群体,要合理保留线下人工服务,切实解决智能技术障碍。

5. 加强公共卫生应用系统建设　建设完善妇幼健康服务、传染病防控、免疫规划、慢性病及其危险因素监测、精神卫生、职业健康、健康危害因素监测、疾病预防控制综合管理与爱国卫生、临床营养追溯评价、新生儿遗传代谢病筛查等业务应用系统,全面覆盖各级各类医疗卫生机构,横向业务协调,纵向实现省、市、县、乡、村信息分级管理、业务联动。

6. 统一卫生健康信息化标准规范　严格执行医疗健康信息数据、技术、管理、安全等国家、行业及地方标准,全面推动病案首页书写规范、疾病分类与代码、手术操作分类与代码、医学名词术语"四统一"。建设贵州省卫生信息标准符合性测试与应用成熟度测评分中心。坚持"最少有用、一数一源",统一数据采集和共享交换通道。建立健康医疗数据资源目录体系,制定分类、分级、分域健康医疗大数据共享和开放机制,稳步推动健康医疗大数据应用。

7. 完善卫生健康信息化安全防护体系　坚持网络安全与信息化工作同

谋划、同部署、同推进、同实施,落实国家信息安全等级保护制度、分级保护制度和信息安全审查制度,推进国产密码应用,定期开展网络安全风险评估,强化容灾备份,提高公共卫生领域网络安全事件监测及动态感知能力。加强医疗卫生机构信息系统、关键信息基础设施、数据应用服务的信息安全防护,定期组织信息安全隐患排查、监测和预警。升级完善全省卫生信息专网,覆盖省、市、县、乡、村医疗卫生机构,提高卫生信息专网质量,并加快推进与医保专网、电子政务外网的融合互通,切实保护个人隐私,确保信息安全。

## 二、全面深化健康医疗大数据应用

1. 推进健康医疗行业治理大数据应用　建设完善省医药监管平台,整合相关业务应用,推动全方位、全周期、全过程、线上线下一体化监管。加强深化医药卫生体制改革评估监测,加强居民健康状况等重要数据精准统计和预测评价。综合运用健康医疗大数据资源和信息技术手段,健全医院评价体系,推动深化公立医院改革,完善现代医院管理制度,优化医疗卫生资源布局,建成国家智能社会治理实验基地(卫生健康行业特色),打造卫生健康智能社会治理示范,提升卫生健康行业治理能力。

2. 推进公共卫生应急响应联动应用　建设完善传染病直报监测系统、现场流行病学调查信息采集与智能化分析系统、传染病智慧化多点触发监测预警系统、突发公共卫生事件精准分级预警响应系统,建设疾控系统疫苗智慧综合监管平台,完善基于大数据的传染病智慧化多点触发监测预警应用和分级精准响应机制,将传染病监测由被动监测向主动监测转变,提高新发、不明原因疾病的早期发现和风险预警,促进卫生信息资源整合,探索运用人群流动、气候变化等大数据技术分析手段,预测疾病流行趋势。

3. 创新"互联网+监管"模式　打造"智慧卫监",推行以远程监管、在线监测、移动监控、跟踪溯源、预警防控等非现场执法技术手段应用,实现执法过程和环节的全程溯源。推进互联网+公共卫生监督,健全以"双随机、一公开"监管和"互联网+监管"为基本手段、以重点监管为补充、以信用监管为基础的新型监管机制。

4. 推进健康医疗临床和科研大数据应用　建设贵州省健康医疗大数据研究院,开展健康医疗大数据政策、应用、先进技术研究。建设一批心脑血管、肿瘤、老年病和儿科等临床医学数据示范中心,加强人口基因信息安全管理,推动精准医疗技术发展。围绕重大疾病临床用药研制、药物产业化共性关键技术等需求,建立基于大数据的药物副作用预测、创新药物研发数据融合共享机制。优化生物医学大数据布局,系统加强临床和科研数据资源整合共享,提升医学科研及应用效能。

5. 深化远程医疗服务应用　提质升级省、市、县、乡四级远程医疗服务体系,完善提升远程医疗平台功能,加快推动远程医疗向公立医疗机构科室延伸,推进远程医疗常态化应用和管理,实现远程医疗数据互联共享。创新开展基于 5G 技术的远程超声、远程手术、远程病理及远程检验质控服务。建设省市医学影像云和心电云,推进影像区域集中存储和“云胶片”服务。健全检查检验结果互认共享机制,推进检验检查结果互认共享,制定全省检查及体检数据采集与集成接口标准规范,丰富远程医疗服务内涵,将远程医疗协作与城市医疗集团、县域医共体和跨区域专科联盟等有机融合,有效支撑分级诊疗。

## 三、创新“互联网＋医疗健康”便民服务

1. 发展“互联网＋医疗服务”　充分应用互联网等信息技术拓展医疗服务空间和内容,构建覆盖诊前、诊中、诊后的线上线下一体化医疗服务模式。完善省级互联网医院监管平台,推进二级以上医疗机构建设互联网医院。在确保医疗质量和信息安全的前提下,为患者在线提供部分常见病、慢性病复诊服务以及随访管理和远程指导。推进医疗机构处方信息与药品零售消费信息互联互通、实时共享,规范药品网络销售和医疗物流配送管理。到 2022 年,推进建设 10 家互联网医院。到 2025 年,推动所有三级医院建设互联网医院。

2. 规范“互联网＋公共卫生”　推动居民电子健康档案在线查询和“活化”应用。以高血压、糖尿病等为重点,加强老年慢性病在线服务管理。鼓励利用可穿戴设备获取生命体征数据,为孕产妇提供健康监测与管理。加强对严重精神障碍患者的信息管理、随访评估和分类干预。加快家庭医生签约服务智能化信息平台建设与应用,加强上级医院对基层的技术支持,探索线上考核评价和激励机制,推进网上签约服务,为签约居民在线提供健康咨询、预约转诊、慢性病随访、健康管理、延伸处方等服务。

3. 推进“互联网＋政务服务”　推进出生医学证明、死亡证明、全员人口信息、医师执业注册信息、护士执业注册信息、医疗机构执业登记信息等数据共享,支撑政务服务跨部门、跨层级办理。推进“一键式”查询服务,依托官方网站和微信公众号、省政务服务平台等,有序向公众开放获取查询健康医疗信息。推广“出生一件事”联办等便民服务模式,实现出生医学证明、预防接种、户口登记、医保参保、社保申领等事项“一次提交、多证联办、一站送达”。加快义诊活动备案、消毒产品卫生安全评价报告备案等政务服务事项的跨省通办。统筹推进医疗机构、医师、护士、出生医学证明电子证照建设应用。依托全国一体化在线政务服务平台实现出生医学证明电子证照应用推广。

4. 完善“互联网＋应急救治”　推进山地紧急救援指挥调度系统建设,加快与院前急救车载监护系统、医院信息平台的互联互通,加强患者信息共享、

远程急救指导和院内急救准备,实现院前与院内的无缝对接,构建快速、高效、全覆盖的急危重症医疗救治体系。

## 四、发展健康医疗大数据产业

1. 培育健康医疗大数据发展新业态　加强数据存储清洗、挖掘应用、安全隐私保护等关键技术攻关。鼓励社会力量创新发展健康医疗大数据,促进健康医疗业务与大数据技术深度融合,构建健康医疗大数据产业链,大力推进健康医疗大数据与养老、旅游、互联网、健身休闲、食品、环保、中药等产业融合发展。发展居家健康信息服务,规范网上药店和医药物流第三方配送等服务,推动中医药养生、健康管理、健康文化等产业发展。

2. 研制推广数字化健康医疗智能设备　充分运用大数据、人工智能、物联网、5G、区块链等新兴信息技术,积极发展可穿戴设备、智能健康电子产品和健康医疗移动应用服务,推动手术机器人等智能医疗设备和智能辅助诊疗系统的研发应用,丰富新兴技术在医院的应用场景,创新医疗服务模式。推动新产品、新技术在疾病预防、患者救治、健康管理、日常护理中的应用,促进由医疗救治向健康服务的转变,实现以治疗为中心向以健康为中心的转变。

# 参考文献

［1］梁万年.卫生事业管理学［M］.3 版.北京：人民卫生出版社,2015.

［2］李华才.区域卫生信息化建设任重道远：访中国医院协会信息管理专业委员会常务副主任委员李包罗［J］.中国数字医学,2008,（1）:13-14.

［3］黄薇.区域卫生信息化理论与实践［M］.广州：暨南大学出版社,2016.

［4］孟群.区域人口健康信息化建设与发展［M］.北京：人民卫生出版社,2014.

［5］陈敏.区域人口健康信息化理论与方法［M］.北京：科学出版社,2016.

［6］李梅,尹岭.全民健康信息化保障体系建设［J］.中国科技资源导刊,2010,42（4）:37-42.

［7］芮平亮,傅军,杨怡.信息系统顶层设计技术［M］.北京：电子工业出版社,2015.

［8］蒋东兴.信息化顶层设计［M］.北京：清华大学出版社,2015.

［9］王才有.信息化顶层设计方法与实践探究［J］.中国数字医学,2012,7（3）:2-5.

［10］高大伟.信息化顶层设计的理性思考［J］.中国建设信息,2014,（1）:29-31.

［11］ZACHMAN J A. A framework for information systems architecture［J］.IBM Systems Journal,1987,26（3）:276-292.

［12］ZACHMAN J A. Concepts of the framework for enterprise architecture：background, description and utility［EB/OL］.（2011-02-04）［2023-05-06］. http://www.ies.aust.com/PDF -papers/zachman3.pdf.

［13］The Open Group. TOGAF version 8 enterprise edition［EB/OL］.（2008-05-09）［2023-05-06］. http://pubs.opengroup.org/architecture/togaf8-doc/arch/.

［14］The Office of Management and Budget's. FEA consolidated reference model document version 2.3［EB/OL］.（2010-10-30）［2023-05-06］. http://www.whitehouse.gov/sites/default/files/omb/assets/fea_docs/FEA_CRM_v23_Final_Oct_2007_Revised.pdf.

［15］杨跃东,鲁欣正,袁芳.基于 EA 模型的国家教育考试信息化顶层设计［J］.中国教育信息化,2016,（3）:5-9.

［16］马士华,林勇,陈志祥.供应链管理［M］.北京:机械工业出版社,2000.

［17］中国疾病预防控制中心.中国疾病预防控制信息系统开创整合共享新篇章［EB/OL］.（2020-01-02）［2023-05-06］.http://www.chinacdc.cn/yw_9324/202001/t20200102_210977.html.

［18］中国疾病预防控制中心.坚持创新,全面谋划,不断推进疾控信息化［EB/OL］.（2018-12-27）［2023-05-06］.http://www.chinacdc.cn/zxdt/201812/t20181227_198497.html.

［19］中国疾病预防控制中心.中国疾病预防控制信息系统已全面实现虚拟专网医疗卫生机构全覆盖［EB/OL］.（2016-11-04）［2023-05-06］.http://www.chinacdc.cn/zxdt/201611/t20161104_135330.html.

［20］武汉市疾病预防控制中心.省疾控中心来我市督导检查中国疾控信息系统 CA 证书部署情况［EB/OL］.（2013-05-24）［2023-05-06］.https://www.whcdc.org/view/10744.html.

［21］中国疾病预防控制中心.【抗疫】坚守幕后,一切为了疫情信息畅通［EB/OL］.（2020-03-01）［2023-05-06］.http://www.chinacdc.cn/zxdt/202003/t20200301_213955.html.

［22］陈强,马家奇,王松旺.省级疾病预防控制中心信息化建设与信息安全评估［J］.中国卫生信息管理杂志,2019,16（1）:22-25.

［23］贵州省疾病预防控制中心.互联网＋疾控:实验室信息管理系统（LIMS）在贵州省正式上线运行［EB/OL］.（2017-12-01）［2023-05-06］.https://www.gzscdc.org/xxgk/dtxx/gzdt/yjb/content_1810.

［24］北京市疾病预防控制中心.市疾控信息统计中心顺利完成市级平台传染病自动预警［EB/OL］.（2018-01-18）［2023-05-06］.http://www.bjcdc.org/article/49347/2018/01/2018011849347.html.

［25］中国疾病预防控制中心.传染病网络直报延伸到祖国三沙［EB/OL］.（2018-02-05）［2023-05-06］.http://www.chinacdc.cn/zxdt/201802/t20180205_158668.html.

［26］丁克琴,张良,董红军,等.传染病智能平台直报模式探索与实践［J］.中国卫生信息管理杂志,2017,14（1）:50-54.

［27］俞欣.宁波传染病报告"分秒直达"［EB/OL］.（2016-10-25）［2023-05-06］.http://health.people.com.cn/n1/2016/1025/c398004-28804892.html.

［28］广东省结核病控制中心.广东省重大传染病信息管理平台(智慧结控)［EB/OL］.（2019-04-22）［2023-05-06］.http://health.people.com.cn/n1/2019/0422/c426517-31043194.html.

［29］中国新闻网.中疾控:信息化是中国慢性病工作的新挑战［EB/OL］.（2018-04-27）［2023-05-06］.https://www.chinanews.com.cn/jk/2018/04-27/8501886.shtml.

［30］新民晚报."上海健康云"实现本市 241 家社区卫生服务中心全覆盖［EB/OL］.（2018-12-19）［2023-05-06］.https://baijiahao.baidu.com/s?id=1620270676443407804&wfr=spider&for=pc.

［31］徐州市疾病预防控制中心.市疾控中心召开城市癌症早诊早治项目工作信息化管理推进会议［EB/OL］.（2017-04-10）［2023-05-06］.http://www.xzcdc.com/index.php/news/13904.html.

［32］深圳市疾病预防控制中心."互联网＋预防接种平台"研讨会暨媒体沟通会在深召

开［EB/OL］.（2016-04-19）［2023-05-06］. http：//www.szcdc.net/jkdt/zxdt/yqcl/201604/t20160420_3586366.htm.

［33］宁波市疾病预防控制中心. 中央电视台深入鄞州区拍摄信息化＋预防接种［EB/OL］.（2018-07-25）［2023-05-06］.http：//www.nbcdc.org.cn/art/2018/7/25/art_2810_57149.html.

［34］湖南红网. 长沙推行职业卫生信息化监管新模式，"小指尖"破解职业健康监管大难题［EB/OL］.（2016-11-04）［2023-05-06］. https：//aq.rednet.cn/c/2016/11/04/4126934.htm.

［35］常熟新闻网. 疾控中心获评全国"互联网＋医疗健康"优秀案例［EB/OL］.（2019-12-19）［2023-05-06］. http：//www.csxww.com/xwzx/2019/1219/276207.shtml.

［36］人民网. 广东省儿童青少年健康监测管理平台［EB/OL］.（2019-04-19）［2023-05-06］. http：//health.people.com.cn/n1/2019/0419/c426516-31039541.html.

［37］武汉市疾病预防控制中心. 积极推动校园传染病早期预警，信息化助力学生健康管理平台［EB/OL］.（2019-03-13）［2023-05-06］. https：//www.whcdc.org/view/3858.html.

［38］宁波市卫生健康委员会. 市疾控中心"健康教育云平台"接受"健康浙江"考核组专家现场考察［EB/OL］.（2019-03-22）［2023-05-06］. http：//wjw.ningbo.gov.cn/art/2019/3/22/art_142_3645645.html.

［39］人民网. 广东省登革热时空分析及预警系统［EB/OL］.（2019-04-19）［2023-05-06］. http：//health.people.com.cn/n1/2019/0419/c426517-31039962.html.

［40］深圳市疾病预防控制中心. 深圳流感预测项目取得阶段性成果［EB/OL］.（2018-01-15）［2023-05-06］. http：//www.shenzhencdc.cn/xwzx/gzdt/jkxx/content/post_27601.html.

［41］中国气象局. 河北：健康气象服务专报服务慢性病人群［EB/OL］.（2018-10-09）［2023-05-06］. http：//www.cma.gov.cn/2011xwzx/2011xgzdt/201810/t20181009_479495.html.

［42］计虹. "十三五"医院信息化发展回顾与"十四五"展望［J］.中国卫生信息管理杂志，2021,18（3）：308-313.

［43］张晓苗. 中国卫生信息化评价指标体系研究［D］.武汉：华中科技大学，2012.

［44］马凤新. 发展"互联网＋医疗健康"的实践与思考［J］.健康中国观察，2022（1）：75-77.

［45］高光明. 以信息化为抓手撬动基层卫生改革［J］.中国卫生，2017（11）：53-54.

［46］刘文先，胡建平，肖大华，等. 全国省级全民健康信息平台建设情况分析［J］.中国卫生信息管理杂志，2018,15（1）：20-23.

［47］孟群. "互联网＋"医疗健康的应用与发展研究［M］.北京：人民出版社，2015.

［48］四川省人民政府网. 绵阳"互联网＋医疗"让百姓看病更加方便［EB/OL］.（2017-09-28）［2023-05-06］. http：//www.sc.gov.cn/10462/10464/10465/10595/2017/9/28/10434844.shtml.

［49］孟群，尹新，梁宸. 中国"互联网＋健康医疗"现状与发展综述［J］.中国卫生信息管理杂志，2017,14（2）：110-118.

［50］马秀珍. 建设"互联网＋医疗健康"西部地区"样板间"［J］.中国卫生，2021（1）：33.

［51］中国经济网.纵深推进"互联网＋医疗健康"建设［EB/OL］.（2020-12-27）［2023-05-06］. https：//baijiahao.baidu.com/s?id=1687182509685817241&wfr=spider&for=pc.

［52］高县人民政府.高县"五个一"推动基层治理便民服务工作走深走实［EB/OL］.（2022-01-21）［2023-05-06］.http://www.gaoxian.gov.cn/zwgk/zdlyxxgk/fgfgg/gzdt/202201/t20220121_1694665.html.

［53］王秉阳.解决"急难愁盼",推动便民惠民服务"互联网+医疗健康"为百姓健康保驾护航［J］.中国经济周刊,2021（6）:76-77.

［54］卢朝霞.健康医疗大数据理论与实践［M］.北京:电子工业出版社,2017.

［55］中国医学科学院医学信息研究所.人口健康信息化发展水平测度及分析研究报告［R］.北京:中国医学科学院医学信息研究所,2018.

［56］搜狐财经.北京市首次试点发放居民健康卡［EB/OL］.（2014-02-28）［2023-05-06］.http://business.sohu.com/20140228/n395838275.shtml.

［57］中国宁波网.全国首家云医院"宁波云医院"启动运营［EB/OL］.（2015-03-11）［2023-05-06］.http://news.cnnb.com.cn/system/2015/03/11/008278093.shtml.

［58］刘丽华,金水高,张黎黎.我国卫生信息标准化工作进展［J］.中国卫生信息管理杂志,2009,6（1）:28-32.

［59］肖兴政,孙俊菲,陈敏,等.湖北省全民健康信息化建设标准及规范研究［J］.中国医院管理,2018,38（7）:42-45.

［60］魏秀英.乌海市人口健康信息平台设计与实践［J］.中国数字医学,2017,12（9）:2-3.

［61］鞠鑫.市级卫生计生信息中心安全建设的探索与实践［J］.中国卫生信息管理,2018,15（3）:254-257.

［62］于施洋,王璟璇.电子政务顶层设计:信息化条件下的政府业务规划［M］.北京:社会科学文献出版社,2014.

［63］吴水才,常战军,顾建钦.医院信息化概论［M］.北京:北京工业大学出版社,2015.

［64］孟群,汤学军,陈文,等.全国区域人口健康信息互联互通标准化调查研究［J］.中国卫生信息管理杂志,2016,13（4）:333-337.

［65］倪宁.区域卫生信息平台安全分析［J］.中国卫生信息管理杂志,2013,10（3）:244-247.

［66］马玉成,星吉,周杰.区域卫生信息化建设绩效评价指标体系研究［J］.中国卫生信息管理杂志,2012,9（3）:57-61.

［67］李彬,王叶婷,向璨,等.我国卫生信息化评估体系研究［J］.医学信息学杂志,2013,34（2）:10-15.

［68］王寒.基于供应链的制造型企业战略供应商管理研究［D］.成都:四川大学,2004.

［69］谷斌.基于SERVQUAL方法的创新信息服务评价［J］.情报杂志,2007,26（10）:24-26.

7